脳が
みるみる若返る

朝の
脳トレ習慣
スペシャル

1日
5分

諏訪東京理科大学教授
篠原菊紀
監修

まずは巻頭
脳のウォーミングアップ！

ナツメ社

同じもの探し

A〜F のなかに、同じものが1組あります。どれとどれか、アルファベットで答えましょう。 答えは4ページ ▶

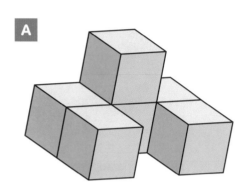

A

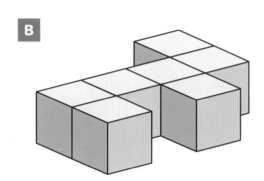

B

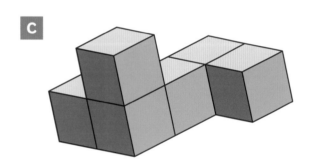

C

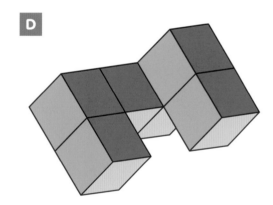

D

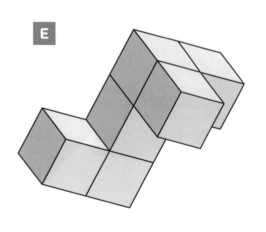

E

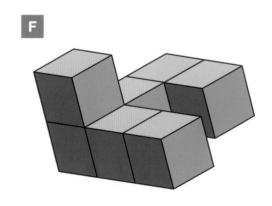

F

空間認知力をきたえる

目標時間　3分00秒　かかった時間　　分　　秒

間違い探し

上のイラストと下のイラストには、違う部分が7か所あります。違うところをすべて探しましょう。 答えは119ページ ▶

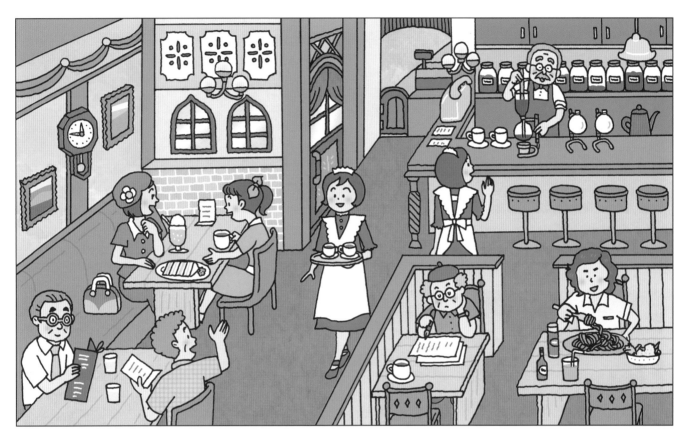

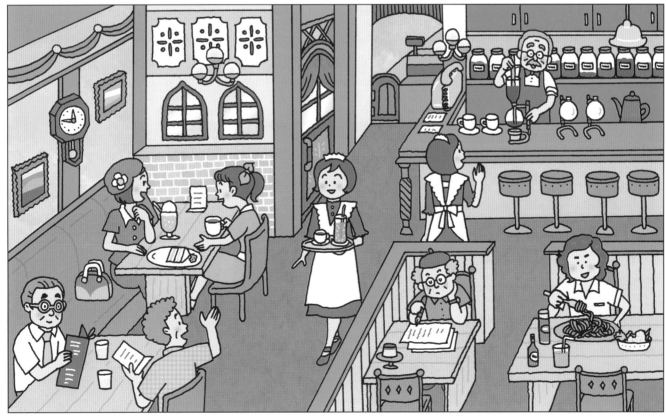

想起力をきたえる

目標時間　3 分 30 秒　　かかった時間　　分　　秒

ここはどこでしょう？

写真は、日本各地の名所旧跡です。スポット名を、ヒントのなかから選んで書きましょう。ヒントには写真にないスポット名も含まれています。

答えは6ページ

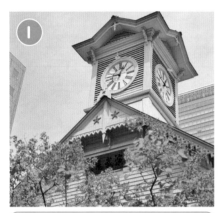

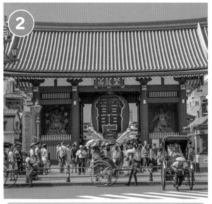

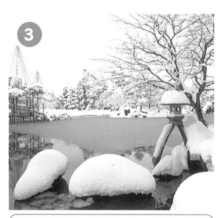

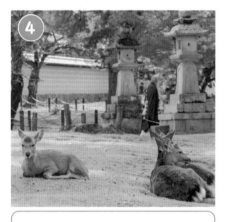

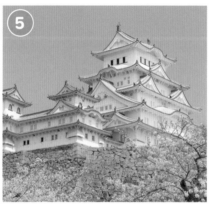

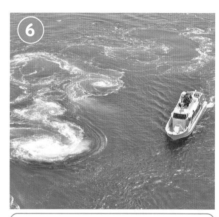

ヒント

- □ 浅草・雷門（あさくさ かみなりもん）
- □ 奈良公園（ならこうえん）
- □ 伊勢神宮（いせじんぐう）
- □ 鳴門海峡（なるとかいきょう）
- □ 関門海峡（かんもんかいきょう）
- □ 姫路城（ひめじじょう）
- □ 兼六園（けんろくえん）
- □ 別府温泉（べっぷおんせん）
- □ 桜島（さくらじま）
- □ 屋久島（やくしま）
- □ 札幌市時計台（さっぽろしとけいだい）
- □ 道後温泉（どうごおんせん）

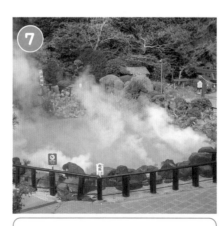

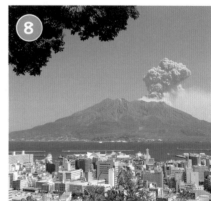

Q1の答え ▶ C と E

想起力をきたえる

目標時間　3分30秒　かかった時間　　分　　秒

動物シークワーズ

写真の10個の動物の名前をマスから探しましょう。マスには左から右、右から左、上から下、下から上に言葉が入っています。「ッ」などの小さな文字も普通の文字と同じ大きさになっています。答えは119ページ

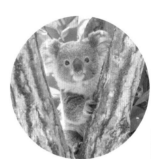

□ コアラ

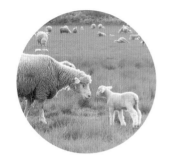

□ ヒツジ

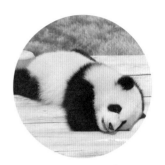

□ パンダ

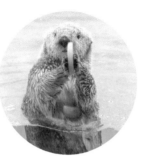

□ ラッコ

イ	タ	サ	バ	ヒ	ラ	ー	ト
ラ	バ	ピ	カ	ツ	ル	タ	ワ
ス	オ	ン	ヌ	ジ	コ	ス	ネ
ハ	シ	ビ	ロ	コ	ウ	ム	リ
イ	マ	チ	ウ	ア	マ	ハ	サ
ツ	エ	ー	コ	ラ	シ	イ	パ
リ	ナ	ル	ツ	ペ	ン	ギ	ン
ゾ	ガ	ウ	ラ	ク	ロ	コ	ダ

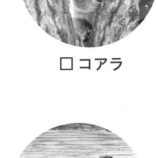

□ カバ

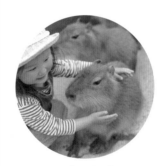

□ カピバラ

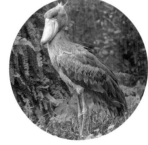

□ ハシビロコウ

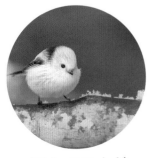

□ シマエナガ

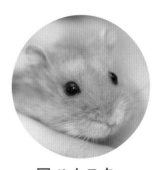

□ ハムスター

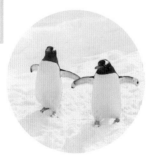

□ ペンギン

Q5

難易度 ★☆☆

解いた日 ／

空間認知力をきたえる

目標時間 **4**分**00**秒　かかった時間　　分　　秒

同じもの探し

A～Dのなかに、同じ絵が1組あります。どれとどれか、アルファベットで答えましょう。 答えは8ページ▶

① A B C D

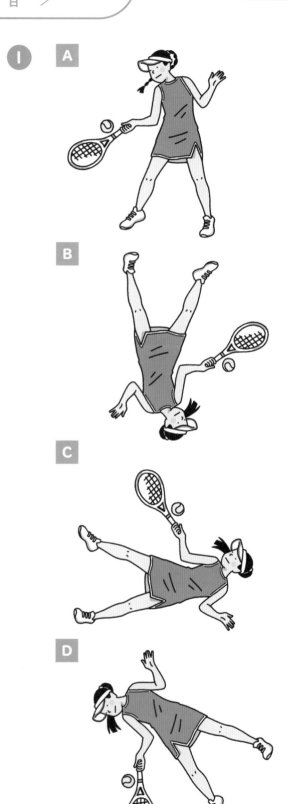

② A B C D

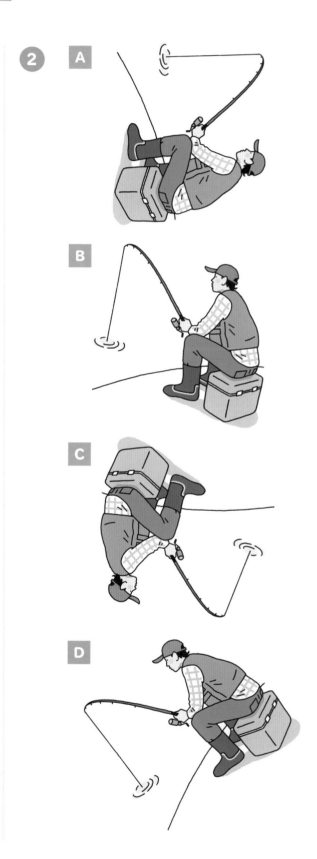

Q3の答え▶ ①札幌市時計台　②浅草・雷門　③兼六園　④奈良公園　⑤姫路城　⑥鳴門海峡　⑦別府温泉　⑧桜島

集中力をきたえる

目標時間 3分00秒 かかった時間 分 秒

もう1つはどれ？

左の水槽のなかの金魚を、右の水槽ともう1つの水槽に分けました。もう1つの水槽はどれか、A〜Cのなかから選びましょう。金魚の向きは関係ありません。 答えは9ページ▶

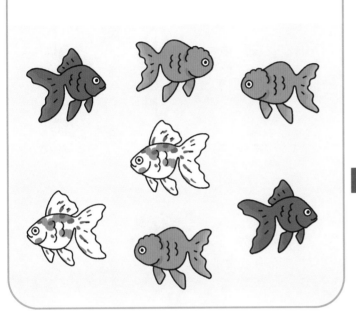

分けた水槽

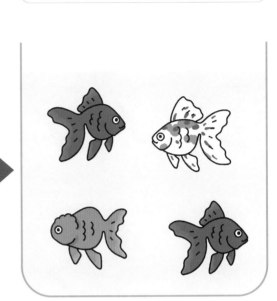

もう1つの水槽は？

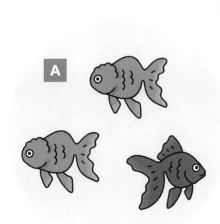

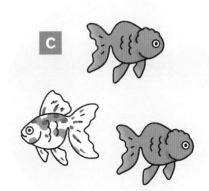

Q7

難易度 ★☆☆

解いた日 ____/____

数えて線つなぎ

左の絵より、数が1つ多いものを右から選んで線で結びましょう。できるだけ指を折ったり、メモをしたりせずに数えます。 答えは 10 ページ ▶

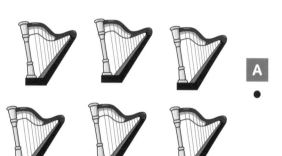

A •

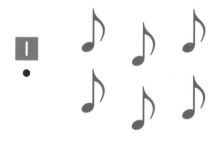

I •

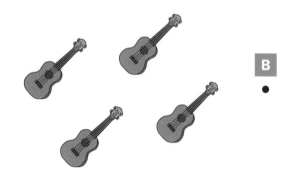

B •

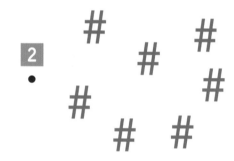

2 •

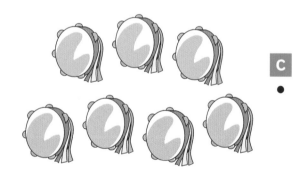

C •

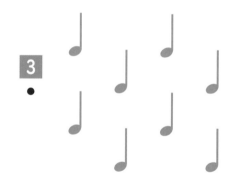

3 •

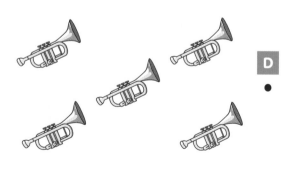

D •

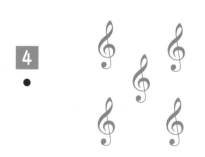

4 •

Q5 の答え ▶ ❶ B と C　❷ A と D

Q8

集中力をきたえる

目標時間 **2**分**00**秒 かかった時間 　分　　秒

写真の内容を覚えよう

下の2枚の写真を1分間見てください。内容を記憶して、次のページにある質問に答えましょう。質問に答えるときは、このページを見てはいけません。

答えは12ページ

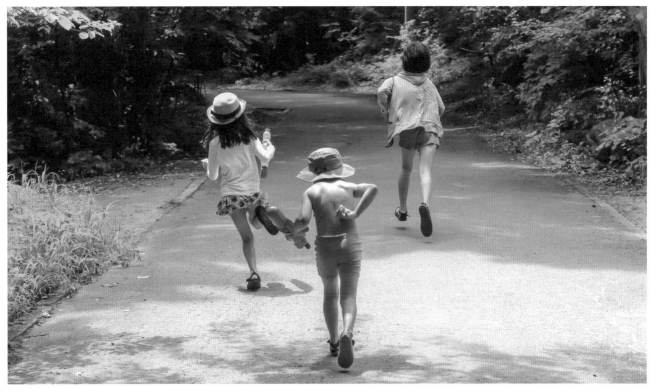

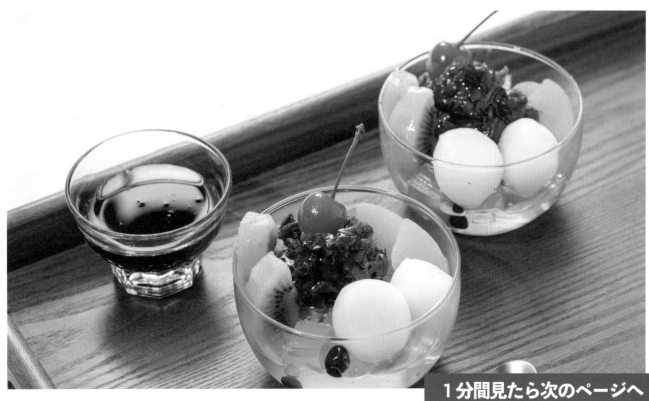

1分間見たら次のページへ

Q6の答え ▶ C

Q9

難易度 ★★☆

解いた日 ╱

集中力をきたえる

目標時間 **3**分**00**秒　かかった時間　　分　　秒

違う絵はどれ？

それぞれ1つだけ、ほかとは違う絵がまざっています。目標時間内に見つけて、○をつけましょう。 答えは 119 ページ ▶

❶

❷

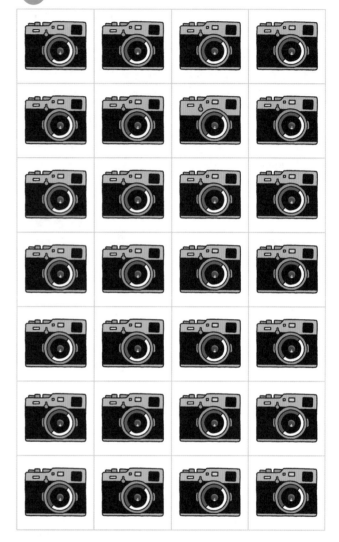

Q8の問題 前のページを見ないで、次の質問に答えましょう。 答えは 12 ページ ▶

❶ 上の写真に帽子をかぶった子どもは何人いましたか？

　　　　　　人

❷ 上の写真の手前にいた男の子が、背中をさわっていたのは右手か左手か、どちらでしょうか？

　　　　　　手

❸ 下の写真のあんみつの白玉は、全部でいくつありましたか？

　　　　　　個

❹ 黄桃、バナナ、さくらんぼ、キウイのうち、下の写真にないものは何ですか？

Q7の答え ▶ **A-2** **B-4** **C-3** **D-1**

想起力をきたえる

目標時間 4分00秒　かかった時間　　分　　秒

ことわざを完成させよう！

意味をヒントに、□にひらがな（またはカタカナ）を入れて、ことわざを完成させましょう。答えは13ページ

① 身から出た □□　自身のおこないが原因で災いを受け苦しむこと。

② □□にかつおぶし　好物をそばに置くのは油断がならないことのたとえ。

③ □□□□に念仏　いくら意見や忠告をしても、聞き入れないことのたとえ。

④ 井の中の □□□ 大海を知らず　狭い考えにとらわれ、広い世界があるのを知らないことのたとえ。

⑤ 木を見て □□ を見ず　些細なことにこだわり全体を見ていないことのたとえ。

⑥ 能ある鷹は □□ を隠す　実力がある者ほど、それをひけらかさないということのたとえ。

⑦ □□□□□ から駒　思いがけないことが実際に起こることのたとえ。

⑧ □□□ に腕押し　まるで手ごたえがなく、拍子抜けすることのたとえ。

⑨ すべての道は □□□ に通ず　やりかたは違っても、目的は同じであることのたとえ。

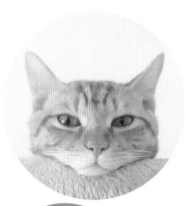

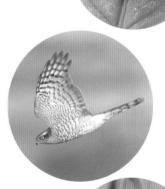

11

Q11

難易度 ★☆☆

解いた日 ／

同じ組み合わせを探そう

A〜Eのなかに、同じ組み合わせのものが1組あります。どれとどれか、アルファベットで答えましょう。　答えは14ページ

A
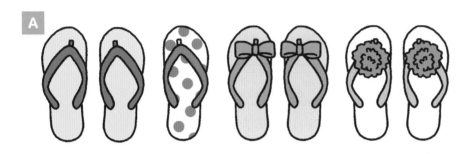

B
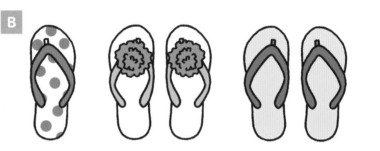

C
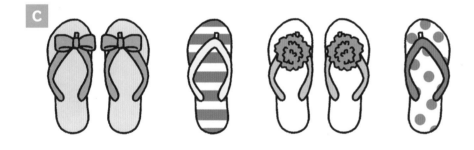

D
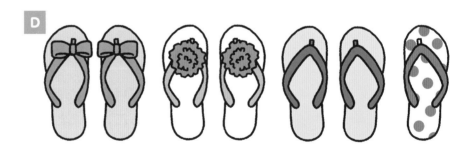

E
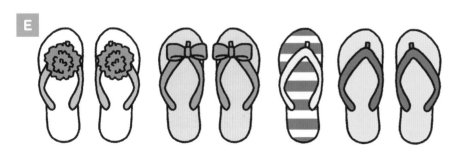

Q8の答え ❶2　❷右　❸4　❹バナナ

12

Q12

難易度 ★☆☆

解いた日　／

目標時間　5 分 00 秒　かかった時間　　分　　秒

迷路にチャレンジ

温泉にたどり着くのは、A〜Dのどの動物でしょうか？　指で道をたどって、アルファベットで答えましょう。答えは 119 ページ ▶

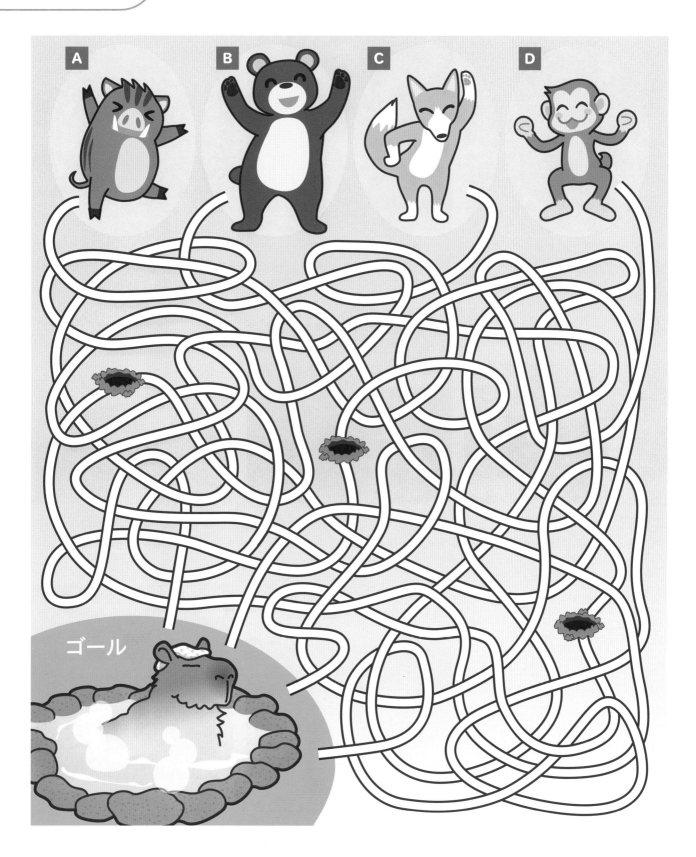

A　B　C　D

ゴール

Q10 の答え ▶ ❶さび　❷ねこ　❸うまのみみ　❹かわず　❺もり　❻つめ　❼ひょうたん　❽のれん　❾ローマ

13

想起力をきたえる

目標時間　3 分 00 秒　かかった時間　　分　　秒

ここはどこでしょう？

写真は、日本各地の名所旧跡です。スポット名を、ヒントのなかから選んで書きましょう。ヒントには写真にないスポット名も含まれています。

答えは16ページ

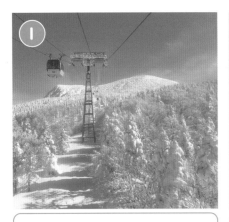

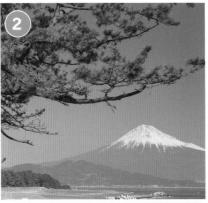

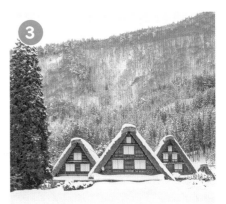

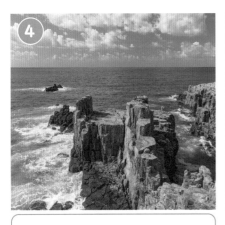

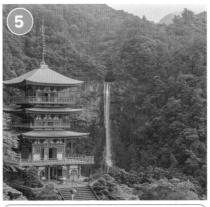

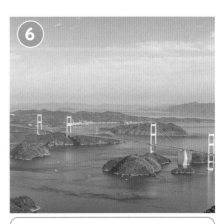

ヒント

- □ 関門海峡 (かんもんかいきょう)
- □ 東尋坊 (とうじんぼう)
- □ 錦帯橋 (きんたいきょう)
- □ 那智の滝 (なちのたき)
- □ 華厳の滝 (けごんのたき)
- □ 飛騨高山 (ひだたかやま)
- □ 蔵王 (ざおう)
- □ 三保の松原 (みほのまつばら)
- □ しまなみ海道 (かいどう)
- □ 白川郷 (しらかわごう)
- □ 高千穂峡 (たかちほきょう)

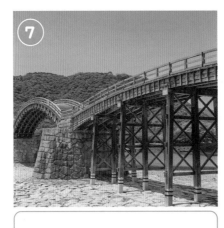

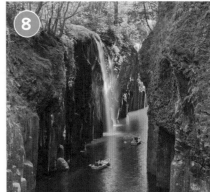

Q11 の答え ▶ A と D

空間認知力をきたえる

目標時間　2分30秒　かかった時間　　　分　　　秒

前から見たのはどれ？

上の絵を前から見るとどれになるでしょう。A～Dのなかから選んで、アルファベットで答えましょう。答えは24ページ▶

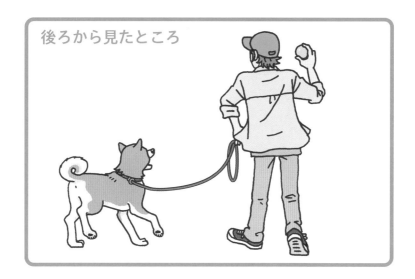

後ろから見たところ

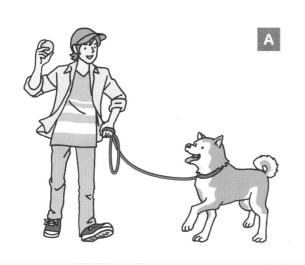

A

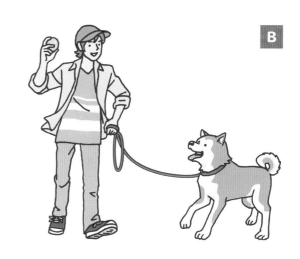

B

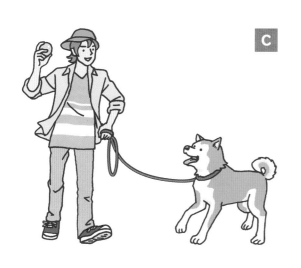

C

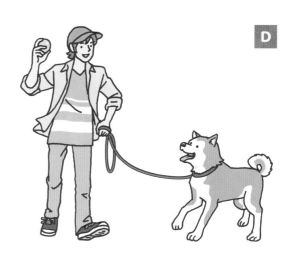

D

ワーキングメモリをきたえる

目標時間　3 分 30 秒　かかった時間　　　分　　　秒

同じ組み合わせを探そう

A～F のなかに、同じ組み合わせのものが1組あります。どれとどれか、アルファベットで答えましょう。　答えは 25 ページ ▶

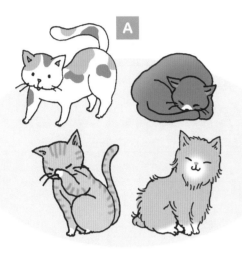

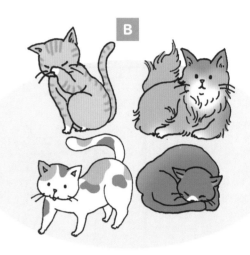

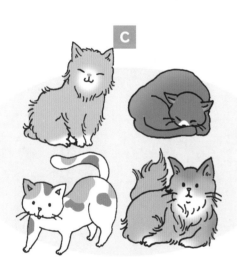

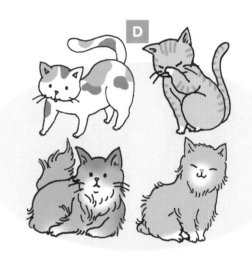

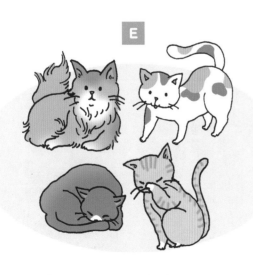

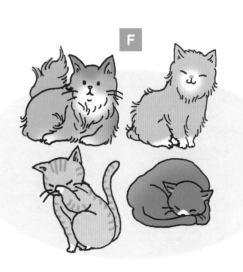

Q13 の答え ▶ ❶蔵王　❷三保の松原　❸白川郷　❹東尋坊　❺那智の滝　❻しまなみ海道　❼錦帯橋　❽高千穂峡

はじめに

朝5分間の脳トレでうっかりやもの忘れを防ぐ

公立諏訪東京理科大学教授　篠原菊紀

朝に頭を働かせると脳の力が高まる

脳のトレーニング「脳トレ」は、朝の時間におこなうと効果的です。

頭の働きを支えている脳内の神経伝達物質の数々は、朝から午前中にかけて分泌が増え、ピークに達するからです。

神経伝達物質とは、やる気や意欲に関わるドーパミン、意識の水準を高めるノルアドレナリン、精神のバランスを安定させるとともに脳のスイッチを入れるセロトニン、体や脳を目覚めさせるコルチゾールなど。これらが多くあるときに、脳をしっかり使おうということです。

また、年をとると体内時計の変化などで、だんだん早起きになります。朝が早くなると、朝の脳トレは取り組みやすく、続けやすいでしょう。

運動をプラスして脳の成長をうながす

さらにおすすめしたいのが、朝の運動との組み合わせです。脳トレの前でもあとでもよいのですが、朝や午前中の光を浴びながらウォーキング（散歩）をおこないましょう。光を浴びることで神経伝達物質の分泌がうながされます。

ウォーキングなどの有酸素運動は、質のよい睡眠、深い眠りにもつながります。眠りが浅いと、記憶力の低下に関わるともいわれていますので、ぜひ取り入れましょう。

毎朝5分がモチベーションを維持する

脳トレの時間を5分程度にすることもポイントです。解いたあとの疲労感がなく、もう少しやりたい気持ちが残るでしょう。ドーパミンの分泌が多い状態でやめるので、次へのモチベーションが維持されやすく、習慣化につながります。

本書では、1問あたり5分以内でできるさまざまなタイプの問題を揃えています。毎朝、1〜2問、5分を目途に楽しんで取り組んでください。

なかには苦手な問題もあるかもしれません。しかし、苦手なことや難しい問題に取り組むことが、より脳の活性化につながります。間違えてもかまいません。前向きな気持ちでおこなうことが脳を若返らせます。

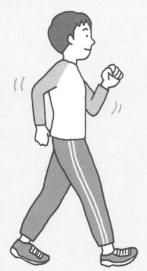

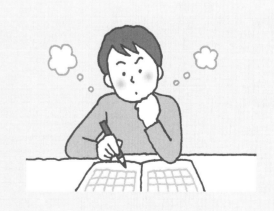

＼知っておきたい！／
脳のキホン

脳のトレーニングをすることで、脳機能の低下は予防できます。
より効果的に脳をきたえるためにも、脳の基本を知っておきましょう。

年とともに豊かになる結晶性知能

　脳のはたらきは大きく2つの知能に分けられます。ひとつは、計算力や記憶力、集中力など、それまでの知識の積み重ねがあまり関係しない「流動性知能」。もうひとつは、知恵や知識、コミュニケーション力など、経験とともに増える「結晶性知能」です。

　残念ながら、流動性知能は25歳くらいをピークに、加齢により衰えていきます。一方で、結晶性知能はまさに年の功であり、年齢を重ねるごとに伸びていくことがわかっています。「脳をきたえる」とは、そんな結晶性知能を適切に使えるようにすることが目的です。

　「脳をきたえる、使う」ということは、脳の「ワーキングメモリ」（20ページ）を使う

ということです。ワーキングメモリとは、「脳のメモ帳」を使って作業する機能のことで、私たちは日々、ワーキングメモリを使って考えて働き、段取りを組んだり、人とコミュニケーションをとったりしているのです。そして、ワーキングメモリのトレーニングをおこなうと、子どもでも高齢者でも、認知機能のテストの成績がよくなることが報告されています。

　脳の活動を調べると、慣れないことに挑戦したときや苦労したときに、ワーキングメモリに関わる脳の前頭前野という部分が強く活性化します。しかし、その頭の使いかたに慣れてくると鎮静化していき、脳の活性にはつながらなくなってしまいます。

　そこで、本書のような、非日常的な刺激となる脳トレが有効なのです。脳トレをおこなった分だけワーキングメモリの機能強化に

脳トレで脳のさまざまな部位が活性化します

脳は部位によって働きが異なり、それぞれが心身へさまざまな指令を出しています。どんな部位がどんな脳トレによって活発になるかをご紹介します。

大脳皮質

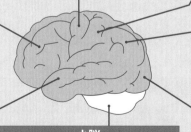

運動野
顔、手、足などの運動をつかさどる部位。「脳トレ体操」をおこなうとここが活発になる。

体性感覚野
皮膚感覚や手、足の動きを感じとる感覚中枢。「脳トレ体操」をおこなうとここが活発になる。

前頭葉
運動する、言語を発する、感情を調整することなどに関わる部位。「ワーキングメモリ」をきたえる問題、「脳トレ体操」をおこなうとここが活発になる。

頭頂連合野
視覚や感覚からの情報をもとに、自分と周囲の状況を把握する部位。「空間認知力」「想起力」をきたえる問題をおこなうとここが活発になる。

側頭葉
聴覚、言語、記憶などに関わる部位。「ワーキングメモリ」をきたえる問題をおこなうとここが活発になる。

小脳
スムーズな運動の実現、平衡感覚の調節をつかさどる部位。「脳トレ体操」をおこなうとここが活発になる。

後頭葉
視覚の中枢をつかさどる部位。カラーページの問題をおこなうとここが活発になる。

つながります。

　ワーキングメモリとともにきたえておきたいのが、イメージ力の基礎「空間認知力」、記憶を引き出すのに必要な「想起力」、バランスよく脳を活動させる「集中力」です（各20ページ）。これらのトレーニングを習慣化することで、これまでに蓄えてきた結晶性知能を必要なときにうまく使えるようになり、流動性知能の低下も防ぐことが期待できます。

脳トレをおこなうだけでなく 生活習慣にも気をつけよう

　実は認知症や認知機能の低下の予防は、生活習慣病の予防と重なる部分があることが指摘されています。

　つまり、しっかり頭を使うこと、運動をすること、質のよい睡眠をとること、血圧ケアなどの健康管理をしっかりすること、バランスのよい食事をとることが、健康長寿にも、認知症予防にも大切になるのです。

　スウェーデン・カロリンスカ研究所のミリア・キビヴェルトらは、1260人の60〜77歳の高齢者を2つのグループに振り分け、一方には健康的な食事・運動・脳トレ・血圧などの血管疾患リスク因子管理をおこない（介入群：このうち3つ以上をおこなったものが90%）、一方には健康診断のみをおこないました（非介入群）。

　これらの2年間の追跡調査の結果、認知機能テストの全般的成績で、介入群は非介入群に比べて25%成績がよくなりました。特に実行機能（ほとんどがワーキングメモリの力）では83%、反応速度では150%、非介入群の成績を上回ったのです。

　これまでは、運動は運動の効果を、食事は食事の効果を、脳トレは脳トレの効果を調べることが多かったわけですが、最近ではこうした総合的な介入研究のスタイルが増えており、また結果も良好です。

　下の5つのポイントを心がけて、脳を守り、きたえていきましょう。

脳の内部

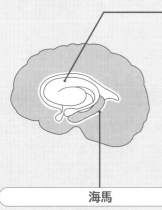

線条体
運動機能や、やる気など意思決定に関わる部位。「集中力」をきたえる問題、「脳トレ体操」をおこなうとここが活発になる。

海馬
新しい記憶の作成・保持・想起をおこなう短期記憶に関わる部位。「ワーキングメモリ」「想起力」をきたえる問題をおこなうとここが活発になる。

気をつけたい 5 つのポイント

- ☑ 頭をしっかり使う
- ☑ 運動をする
- ☑ 質のよい睡眠をとる
- ☑ 血圧ケアなどの健康管理をする
- ☑ 栄養バランスのよい食事をとる

バランスのよい食事は
「ま・ご・わ（は）・や・さ・し・い」
で覚えるのがおすすめ。

ま ➡ 豆類
ご ➡ ごま
わ ➡ わかめなど海藻類
や ➡ 野菜
さ ➡ 魚
し ➡ しいたけなどきのこ類
い ➡ いも類

＼ 脳のトレーニングで ／
④ つの力をバランスよくきたえよう

脳を上手にトレーニングするには、ワーキングメモリを中心に、ほかの脳機能もあわせてきたえていくのがおすすめです。本書では、「ワーキングメモリ」「空間認知力」「想起力」「集中力」の４つの脳の力をきたえることができる問題を集めました。
そして章ごとに、きたえられる脳の力の組み合わせを変えて、バランスよくトレーニングできるよう構成しています。きたえたい４つの力とは以下の通りです。

脳のメモ帳
ワーキングメモリ

「脳のメモ帳」と呼ばれる機能です。これは、**何かをいったんを覚えて（メモリ）、作業する（ワーキング）力のことで、知的能力の基礎になります。** たとえば、「毎日脳トレ」という言葉を覚えてください。そして目を閉じて、「毎日脳トレ」を逆から言ってみましょう。

言えたでしょうか。今、あなたの脳では「毎日脳トレ」を覚え（メモリ）、目を閉じて言う（ワーキング）という複数の課題がおこなわれました。このワーキングメモリをきたえる脳トレをおこなうと、やった分だけ脳のメモ帳の強化につながります。

イメージ力を育てる
空間認知力

目の前にあるものの状態や、位置関係をすばやく把握する能力。自転車や自動車の運転をしたり、飛んでくるボールをキャッチしたり、地図を見ながら目的地に向かったりすることができるのは、この力のおかげです。

この力があると**目の前にものがなくても、想像して視覚的にイメージできるようになります。** このような多次元のことを把握する力はプログラミング能力に通じ、今注目されています。本書には、図形やイラストを使ったパズルで立体的にものを見る問題や、迷路でゴールまでの道を想像する問題があります。

記憶を引き出す
想起力

過去に経験したことや勉強したことなどの、頭の中にある記憶を引き出す力です。人の顔と名前を思い出す、言葉を選び出すなど、日常的にもよく使われている力です。この想起力が衰えると、少し前のことが思い出しにくくなり、日常生活に不都合が生じます。
想起力のトレーニングでポイントになるのが、ネガティブな気持ちにならないこと。「年をとったから記憶力が落ちた」といった気持ちで記憶力を試すテストに臨むと、成績が落ちることがわかっています。前向きな気持ちで取り組みましょう。

バランスよく脳を活動させる
集中力

脳を適度に集中させて、物事を持続的に考える力です。**解決方法を見出す、文章や状況から推測する、計算するなど、頭を働かせるトレーニングには、適度な集中力が必要で、やる気や意欲にも関わります。** 集中力が足りないと、やる気があっても物事が進まない、逆に集中しすぎると、気が回らずほかがおろそかになる、などのようなことが起こります。

そこで、考える問題に取り組むことで、適度に集中して物事を覚えたり、発想の転換で広範囲に注意を分散させたりと、バランスよく脳を活動させる力を育てます。

目　次

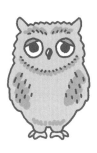

この 本 の使いかた

Part 1 ～ 4 の順に、難度が上がります。
目標時間を参考にして、朝5分程度でできるような問題を1～2問選んで解いていきましょう。
各問題には次の項目が掲載されています。

難易度

目安として、3段階で★マークをつけています。
★☆☆…やさしい
★★☆…ふつう
★★★…むずかしい

目標時間・かかった時間

「時間を守る」というハードルが脳をさらに働かせます。可能な限り、目標時間内に解くことを目指してください。そして実際に問題を解くのにかかった時間も書いておきましょう。似た問題が出た際、解く時間をどの程度縮められたか比べられます。

きたえられる力

脳のどんな力をきたえ、活性化させるかがわかります。

Q1

難易度 ★★☆

解いた日 ___/___

ワーキングメモリをきたえる

目標時間 **5分00秒** ／ かかった時間 ___分___秒

サイコロの裏計算

サイコロの裏面にある数で計算をしましょう。サイコロは表と裏の数を合わせると7になるので、表が「1」のときは裏が「6」になります。できるだけメモをせずに計算します。 **答えは26ページ▶**

解いた日

問題を解いた日付を書きます。

答えのページ

答えが載っているページです。

Part 1 ～ 4 の各章末には解きがいのあるパズルや、脳トレ体操も用意しました。

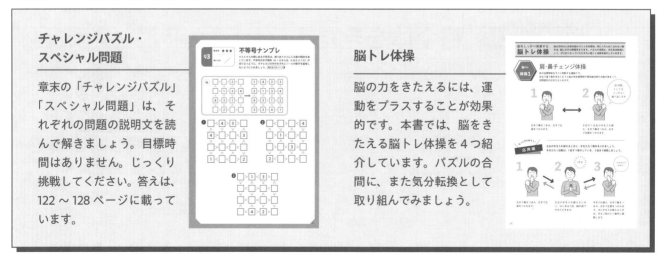

チャレンジパズル・スペシャル問題

章末の「チャレンジパズル」「スペシャル問題」は、それぞれの問題の説明文を読んで解きましょう。目標時間はありません。じっくり挑戦してください。答えは、122 ～ 128 ページに載っています。

脳トレ体操

脳の力をきたえるには、運動をプラスすることが効果的です。本書では、脳をきたえる脳トレ体操を4つ紹介しています。パズルの合間に、また気分転換として取り組んでみましょう。

Part 1

ワーキングメモリ
✕
空間認知力

脳のメモ帳を使うトレーニングで脳の使いかたをきたえ
重なる図形や迷路などで空間をイメージする力を伸ばします。

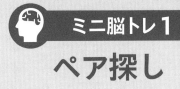

ミニ脳トレ1

ペア探し

それぞれ1組だけ、同じ並びのカタカナのペアがあります。そのカタカナ（鏡文字のカタカナ）を答えましょう。

答えは 25 ページ ▶

❶

イウケ	アオコ	キウア	カイケ
ウエケ	クコカ	エアコ	カクイ
アキウ	カアエ	ウクオ	クイオ
クコカ	アイカ	エケウ	オカケ

❷

ｻｷﾄ	ﾄｷｱ	ｱｳｱ	ｴｺｿ
ｺｿｴ	ｻｴｷ	ｱｷｺ	ｱｺｿ
ｱｿｳ	ｴｿｱ	ﾄｱｺ	ｱｷｱ
ｴｿｷ	ｷﾄｿ	ﾄｷｱ	ｴﾄｿ

ワーキングメモリをきたえる

目標時間 5分00秒　かかった時間　　分　　秒

難易度 ★★☆

解いた日　　／

サイコロの裏計算

サイコロの裏面にある数で計算をしましょう。サイコロは表と裏の数を合わせると7になるので、表が「1」のときは裏が「6」になります。できるだけメモをせずに計算します。答えは26ページ▶

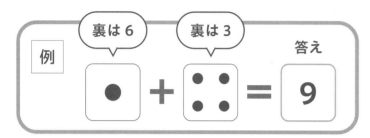

例　裏は6　裏は3　答え

● ＋ ∷ ＝ 9

答え

❶ [4] ＋ [6] ＝ □

❷ [2] － [3] ＝ □

❸ [3] ＋ [5] ＝ □

❹ [1] ＋ [5] ＝ □

❺ [2] ＋ [4] － [1] ＝ □

❻ [4] ＋ [4] ＋ [2] ＝ □

❼ [3] － [6] ＋ [4] ＝ □

❽ [1] ＋ [2] － [3] ＋ [5] ＝ □

❾ [3] ＋ [2] － [4] ＋ [1] ＝ □

Q14の答え ▶ B

空間認知力をきたえる

目標時間　3分00秒　かかった時間　　分　　秒

キューブの展開図はどれ？

A～Dの展開図のなかで、組み立てたときに見本と同じキューブになるものを選びましょう。　答えは27ページ ▶

見本

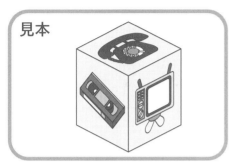

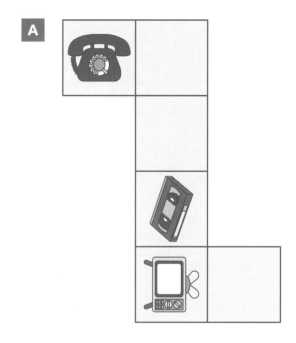
A

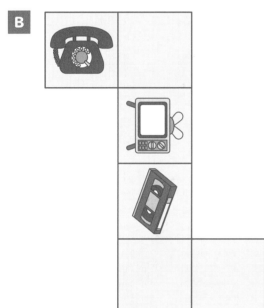
B

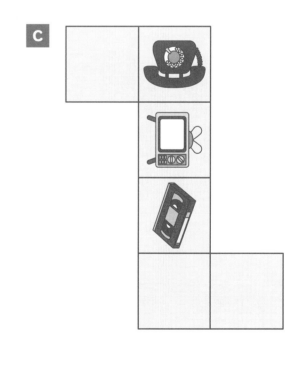
C

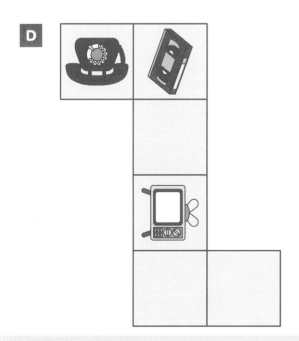
D

ワーキングメモリをきたえる

目標時間 3分30秒　かかった時間　　分　　秒

じゃんけんトーナメント

それぞれのトーナメントで優勝するのは、A~H（A~D）のうちどれでしょうか。じゃんけんで、どちらが勝ったのかを覚えながら、優勝するアルファベットを答えましょう。できるだけメモをせずに解いていきます。 答えは28ページ

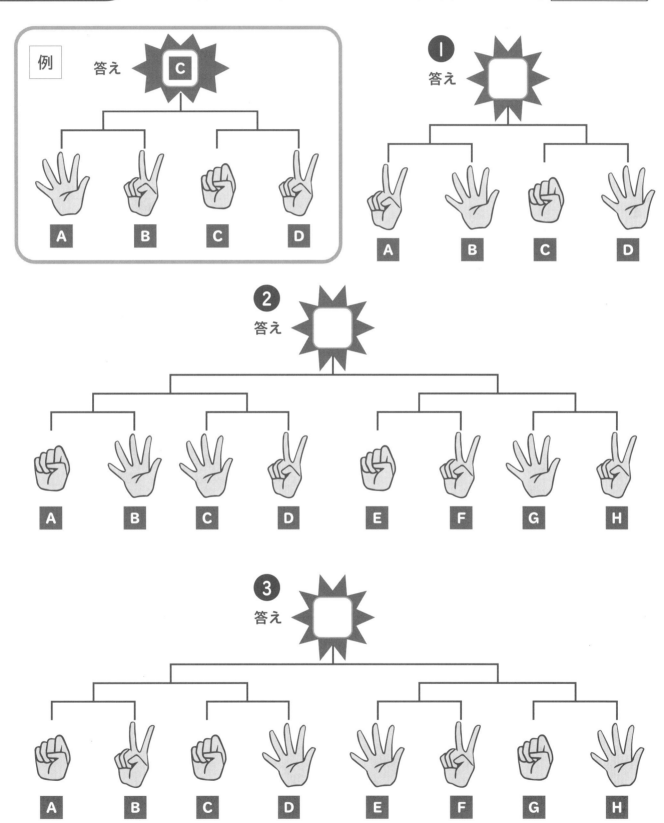

Q1の答え ❶4 ❷1 ❸6 ❹8 ❺2 ❻11 ❼6 ❽9 ❾12

推理クイズ

A～Dの4人が、旅行へ行ったときの電車の座席について話し合っています。会話の内容から推理して、座席の1～8には、それぞれだれが座っていたかを答えましょう。「端」というのは、4席のうち左右のいずれかの端のことを指します。 答えは29ページ ▶

❶ 行きの電車

私の隣にはDさんが座っていました。

私はいちばん端の席で、Cさんの隣に座っていました。

私はDさんの右隣に座っていました。

Aさんは私の左隣でいちばん端に座っていました。

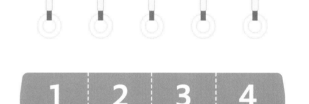

答え	1	2	3	4

❷ 帰りの電車

私はいちばん端の席には座っていません。

私の左隣にはDさんが座っていました。

私の左隣にはAさんが座っていました。

Cさんと私がそれぞれ端に座りました。

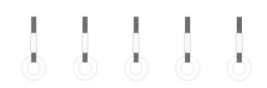
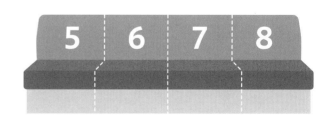

答え	5	6	7	8

Q2の答え ▶ B

Q5

難易度 ★★☆

解いた日 ／

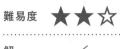

目標時間 5分00秒　かかった時間 　分　秒

暗号表計算

暗号表にはそれぞれの数字に対応する数が書かれています。❶〜❽は暗号表A、❾〜⓰は暗号表Bをそれぞれ1分間で覚えて、当てはまる数で計算をしましょう。 答えは30ページ▶

暗号表 A

0	1	2	3	4	5	6	7	8	9
2	3	4	5	6	7	8	9	0	1

❶ 2 + 4 = 　　　　　❷ 1 + 6 =

❸ 0 + 8 = 　　　　　❹ 3 + 7 =

❺ 6 − 2 = 　　　　　❻ 1 − 8 =

❼ 3 − 0 = 　　　　　❽ 5 − 9 =

暗号表 B

0	1	2	3	4	5	6	7	8	9
9	0	1	2	3	4	5	6	7	8

❾ 3 + 5 = 　　　　　❿ 2 + 8 =

⓫ 6 + 9 = 　　　　　⓬ 0 + 4 =

⓭ 7 − 2 = 　　　　　⓮ 9 − 1 =

⓯ 2 × 3 = 　　　　　⓰ 4 × 6 =

Q3の答え ❶ A　❷ E　❸ F

28

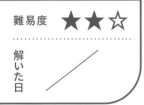

空間認知力をきたえる

重ねた図形はどれ？

❶〜❹の見本には、2つの異なる図形が描かれています。2つを重ねたら、それぞれ A 〜 E のどの図形になるでしょうか。 答えは31ページ ▶

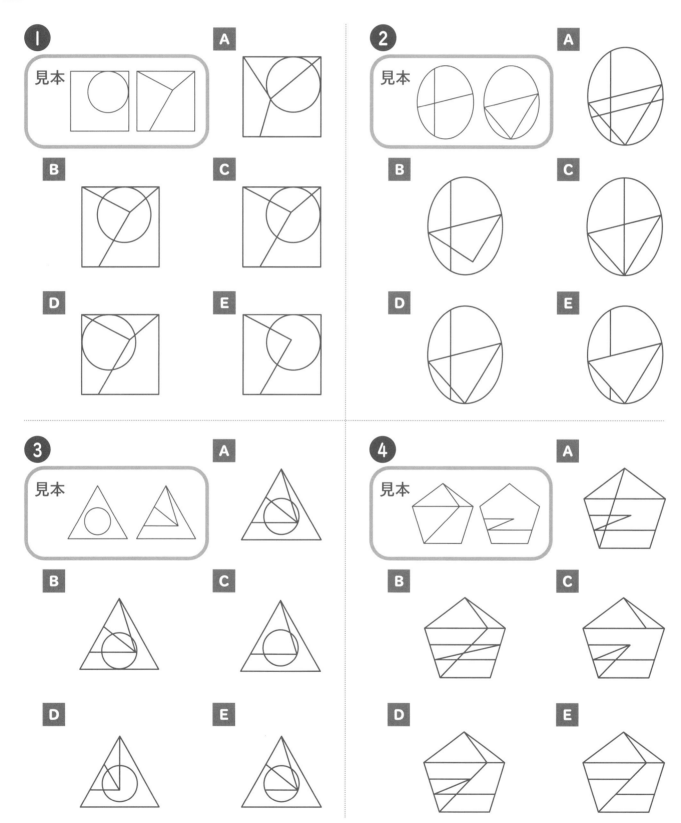

ワーキングメモリをきたえる

目標時間 2 分 30 秒　かかった時間 　　分　　秒

イラスト計算

左の絵に、A〜D のどれを足すと、右の絵の数になるでしょう。できるだけ指を折ったり、メモをしたりせずに数えます。答えは 32 ページ▶

❶

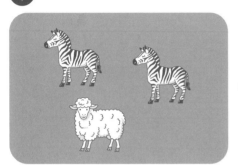 ＋ ？ 答え □ ＝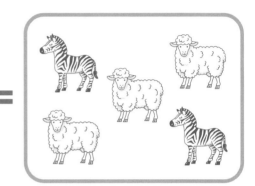

❷

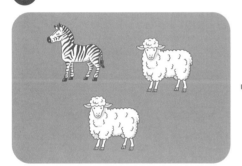 ＋ ？ 答え □ ＝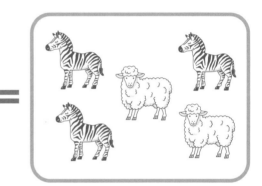

❸

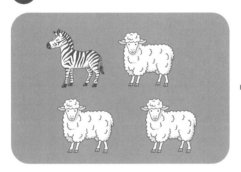 ＋ ？ 答え □ ＝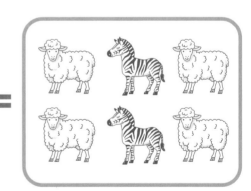

A	B	C	D
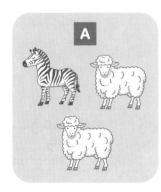	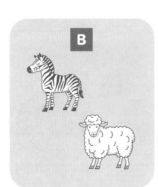	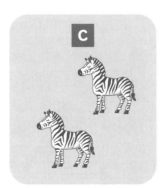	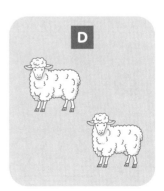

空間認知力をきたえる

目標時間 　4分00秒　 かかった時間 　　分　　秒

迷路にチャレンジ

スタートから指で道をたどって、ゴールまで進んでみましょう。行き止まりの場合はスタートからやり直します。 答えは 119 ページ ▶

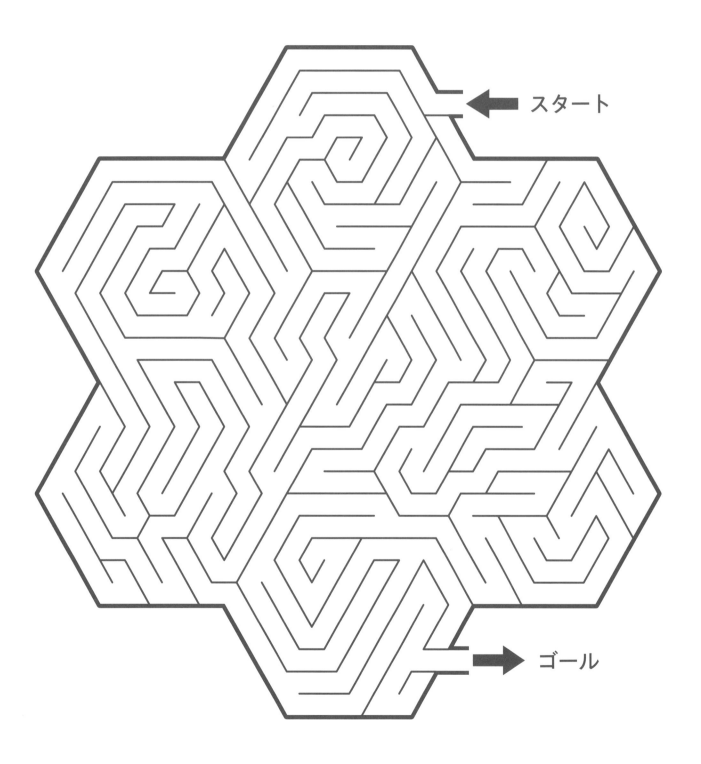

スタート

ゴール

Q9

難易度 ★★☆

解いた日 ／

ワーキングメモリをきたえる

目標時間 4分00秒　かかった時間　　分　　秒

記憶し続けられるかな？

Ⓐの式を暗算で解いて答えを覚え、覚えたら式を指で隠してください。次にⒷの質問に答えてください。最後に、Ⓒの質問への答え（Ⓐで求めた数）を解答欄に書きましょう。 答えは34ページ▶

例 Ⓐ 4 + 2 = ？
答えを覚えたら指で隠す。

6
Ⓑ 明日は何月何日？
Ⓒ Ⓐの答えは何？

Ⓑ 明日は何月何日？
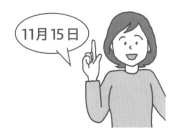
11月15日

Ⓒ Ⓐの答えは何？
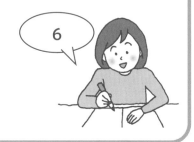
6

---

1 Ⓐ 8 + 9 = ？

Ⓑ 「魚の名前」を3つ言ってください。

Ⓒ Ⓐの答えは何？

答え _____

---

2 Ⓐ 12 − 7 = ？

Ⓑ 昨日最後に食べたものは？

Ⓒ Ⓐの答えは何？

答え _____

---

3 Ⓐ 3 − 1 = ？

Ⓑ 「温かい飲みもの」を3つ言ってください。

Ⓒ Ⓐの答えは何？

答え _____

---

4 Ⓐ 5 + 2 = ？

Ⓑ 「赤いもの」を3つ言ってください。

Ⓒ Ⓐの答えは何？

答え _____

---

5 Ⓐ 3 × 7 = ？

Ⓑ 「目の前にあるもの」を3つ言ってください。

Ⓒ Ⓐの答えは何？

答え _____

---

6 Ⓐ 2 × 4 = ？

Ⓑ 「ボールを使うスポーツ」を3つ言ってください。

Ⓒ Ⓐの答えは何？

答え _____

Q7の答え ▶ **1** D　**2** C　**3** B

何時何分かな？

イラストは鏡に映った時計です。実際は、何時何分を指しているでしょうか？
12 時間制で、午前・午後はつけずに答えましょう。　答えは 35 ページ ▶

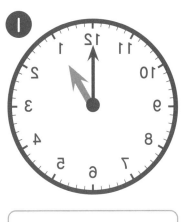

❶

時　　分

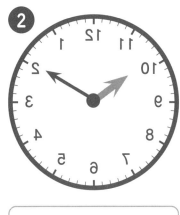

❷

時　　分

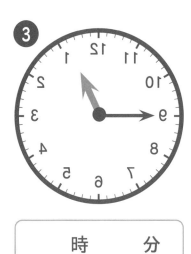

❸

時　　分

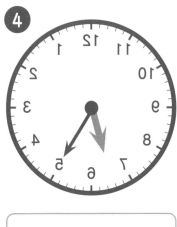

❹

時　　分

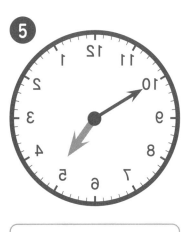

❺

時　　分

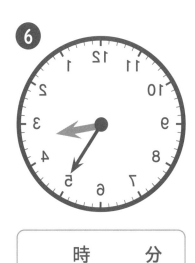

❻

時　　分

❼

時　　分

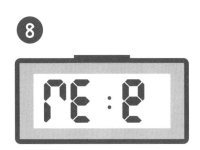

❽

時　　分

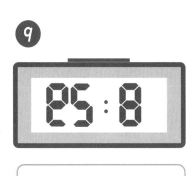

❾

時　　分

ワーキングメモリをきたえる

目標時間 4分00秒　かかった時間 　分　秒

推理クイズ

A〜Fの6人が、集合写真を撮ったときの立ち位置について話し合っています。会話の内容から推理して、写真のなかの1〜12にだれが立っていたのかを答えましょう。 答えは36ページ ▶

❶ 1枚目の写真

 A　私は前列で後ろにはBさんとFさんがいました。

B　私は後列の端にいました。

 C　私の前にはDさんとEさんがいました。

D　私の左隣にはAさんがいました。

E　私は前列の端にいました。

F　私は後列で前にはAさんとDさんがいました。

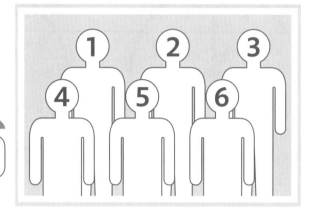

答え

1	2	3
4	5	6

❷ 2枚目の写真

 A　私は後列にいました。

B　私の前にはCさんとFさんがいました。

C　私は前列の端にいました。

D　私の前にはEさんとFさんがいました。

E　私の右隣にはFさんがいました。

F　私は前列にいました。

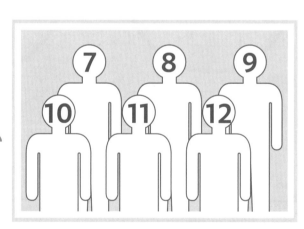

答え

7	8	9
10	11	12

Q12

難易度 ★☆☆

解いた日 ／

空間認知力をきたえる

目標時間　4分00秒　　かかった時間　　　分　　秒

間違い探し

左のイラストと右のイラストには、違う部分が7か所あります。違うところを
すべて探しましょう。 答えは119ページ ▶

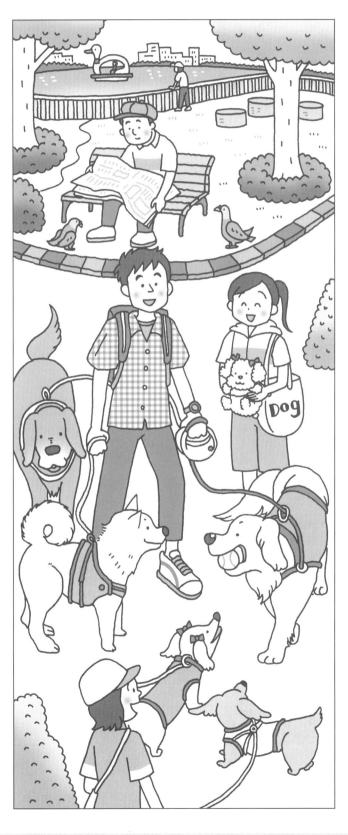

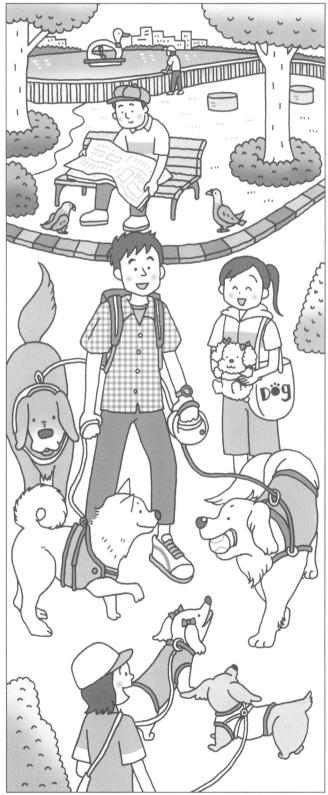

Q10の答え ❶1時00分　❷10時10分　❸12時45分（0時45分）　❹6時25分　❺4時50分　❻3時25分
❼6時05分　❽9時37分　❾8時29分

35

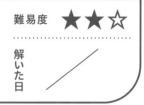

難易度 ★★☆

解いた日 ／

サイコロの裏計算

24ページの例のように、サイコロの裏面にある数で計算をしましょう。サイコロは表と裏を合わせると7になるので、表が「1」のときは裏が「6」になります。できるだけメモをせずに計算します。答えは44ページ

答え

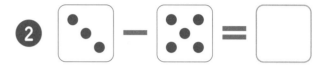

❶ ⚀ ＋ ⚂ ＝ ☐　　　❷ ⚂ － ⚄ ＝ ☐

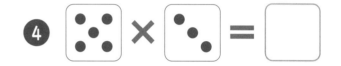

❸ ⚅ ＋ ⚃ ＝ ☐　　　❹ ⚄ × ⚂ ＝ ☐

❺ ⚁ ＋ ⚀ － ⚂ ＝ ☐

❻ ⚃ × ⚂ ＋ ⚂ ＝ ☐

❼ ⚀ ＋ ⚂ － ⚅ ＋ ⚂ ＝ ☐

❽ ⚁ ＋ ⚄ － ⚂ ＋ ⚃ ＝ ☐

❾ ⚂ － ⚃ ＋ ⚀ ＋ ⚃ ＝ ☐

ワーキングメモリをきたえる

| 目標時間 | 3 分 30 秒 | かかった時間 | 分 秒 |

数えて線つなぎ

左の絵より、数が2つ多いものを右から選んで線で結びましょう。できるだけ指を折ったり、メモをしたりせずに数えます。 答えは45ページ▶

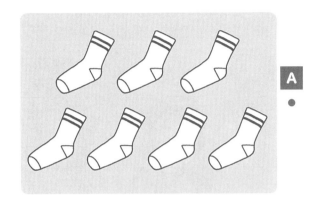

A

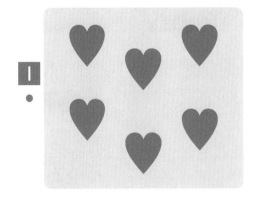

1

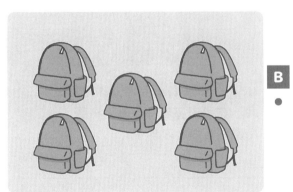

B

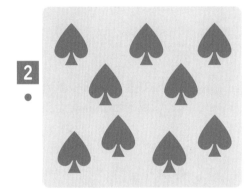

2

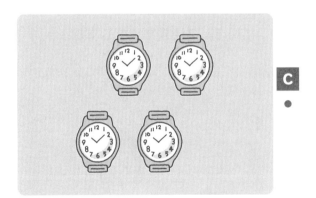

C

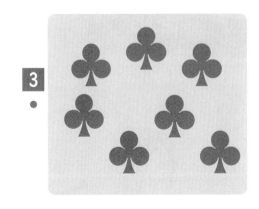

3

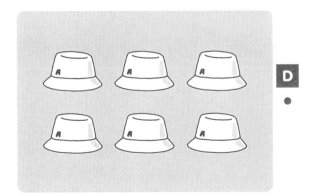

D

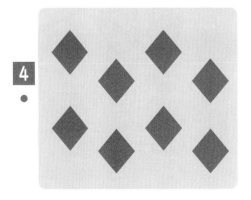

4

脳をしっかり刺激する 脳トレ体操

脳の活性化には体を動かすことも効果的。特にふだんおこなわない動きは、脳に大きな刺激を与えます。パズルの合間に、また気分転換として、ぜひおこなっていただきたい脳トレ体操を紹介していきます。

脳トレ 体操1 — 肩・鼻チェンジ体操

体の位置関係をすぐに判断する運動です。
左右で違う動きをおこなうと脳の体性感覚野や頭頂連合野の活動が高まって、
空間認知力がきたえられます。

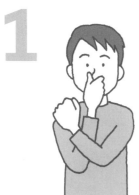

1 右手で鼻をつまみ、左手で右肩をつかみます。

2 すばやく左右の手を入れ替え、左手で鼻をつまみ、右手で左肩をつかみます。

> 30秒間、**1**と**2**を テンポよく繰り返します

もっとがんばろう！ 応用編

左右の手を入れ替えるときに、手をたたく動作を入れましょう。
手をたたく回数は、1回ずつ増やしていき、3回まで挑戦しましょう。

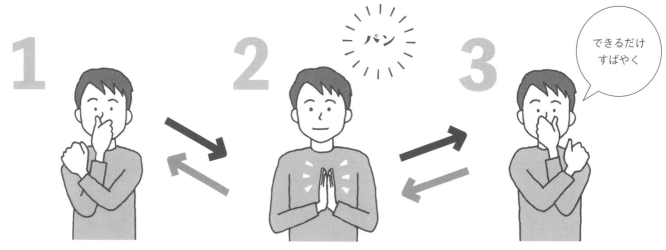

パン

> できるだけ すばやく

1 右手で鼻をつまみ、左手で右肩をつかみます。

2 左右の手を入れ替えるときに、はじめは1回、胸の前で手をたたきます。

3 手を入れ替え、左手で鼻をつまみ、右手で左肩をつかみます。次に手を入れ替えるときは、手を2回たたく動作に挑戦します。

しりとりクロスワード

難易度	★★★
Q1	
解いた日	／

カギをヒントに、スタートから時計回りに、しりとりと同じルール
で言葉を入れていきます。すべて埋まったら、A ～ F のマスの文字
をつなげて、言葉を完成させましょう。言葉はカタカナで入れます。

答えは123ページ ▶

スタート →

```
 1        2        3
   10       11       12
     18       19        4
       24      13
          F
 9   23    20
       B
     25    14
 17
       22   21
     D
 8   16    15
          C
     7    6    5
        E
```

A	B	C

D	E	F

カギ

1　鬼ヶ島で鬼退治をした

2　赤くてすっぱいおにぎりの具

3　ご飯をよそうのに使う

4　公園にある格子状の遊具

5　○○○風⇔追い風

6　江戸幕府初代将軍の名は徳川○○○○

7　野球ではこれが3つで1アウト

8　この忍者は男ではありません

9　エジソンの三大発明は映写機と白熱電球と何?

10　服を着るとスリムに見えること

11　○○○○権を持っている人を有権者と呼ぶ

12　クレオパトラと肩を並べる中国の美女

13　成長するとニワトリに

14　空を飛び人間の赤ん坊を運んでくる?

15　反復。後に続いて○○○○する

16　○○○○商売、○○○○バッタ

17　手の爪に塗り塗り

18　首都はワシントン

19　レモンやミカンは○○○○類

20　花が咲く一歩手前の状態

21　チャイコフスキー作曲『白鳥の○○○○』

22　ピアスやイヤリングで飾る部分

23　名の通った銘柄。高級○○○○の時計

24　子どもたちが砂場で丸めて食べるふり

25　ダストボックス。紙くずを○○○○にポイッ

しりとりクロスワード

カギをヒントに、スタートから時計回りに、しりとりと同じルールで言葉を入れていきます。すべて埋まったら、A〜Fのマスの文字をつなげて、言葉を完成させましょう。 答えは123ページ ▶

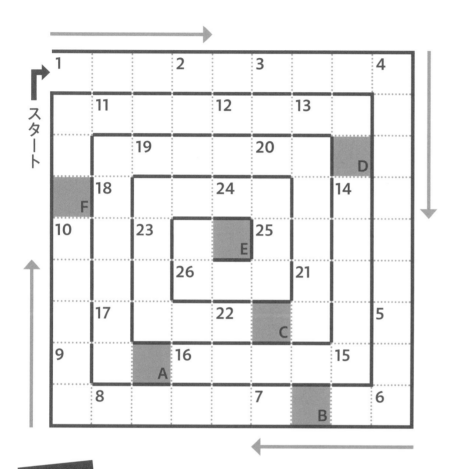

A	B	C

D	E	F

カギ

1　昭和と令和に挟まれた元号

2　品種は「とちおとめ」や「あまおう」など

3　水泳で使う目を守る用品

4　ピーッという発信音のあとにメッセージを……

5　鼻にツ〜ンとくる薬味

6　○○○○館で彫刻や絵画を鑑賞

7　ロープの上を歩くサーカスの芸

8　踊るときに乗ったりドラマーが刻んだり

9　青と赤を混ぜた色

10　ご飯をつぶして作る秋田の郷土料理

11　2倍キャンペーンでカードにたまった♪

12　コンビより1人多い

13　千羽鶴の材料

14　三叉路の分岐点に立てる看板など

15　画家が被っているイメージあり?

16　イベントなどの成功を祝しておこなう宴会

17　お金を払い他人の家の部屋を借りて住むこと

18　電卓の「C」ボタンは○○○キー

19　今日の2日後

20　「アンコール!」と言いながらパンパン♪

21　刺身につける調味料

22　ここでジェットコースターに乗りました

23　市場○○○○、出口○○○○、国勢○○○○

24　行事などに加わったことを記念する○○○賞

25　仙台名物の練り物「笹○○○○」

26　Q&AのQは問い、ではAは?

難易度 ★★★

解いた日 ／

不等号ナンプレ

マスとマスの間にある不等号は、隣りあうマスに入る数の関係を表しています。不等号が示す関係（A ＞ B ならば、A は B より大）が成り立つように、タテとヨコの列それぞれに 1 ～ 4 の数字を重複しないように入れましょう。答えは 123 ページ ▶

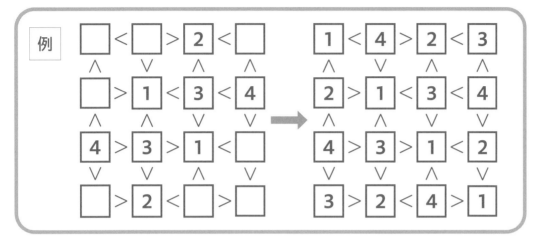

❶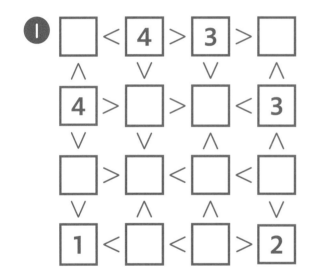

❷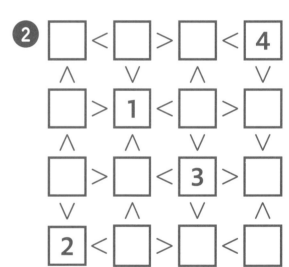

❸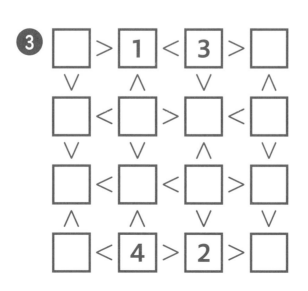

41

難易度 ★ ★ ★

解いた日　／

不等号ナンプレ

41 ページの例に従って、不等号が示す関係が成り立つように、タテとヨコの列それぞれに1〜5の数字を重複しないように入れましょう。

答えは 124 ページ ▶

①

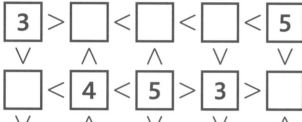
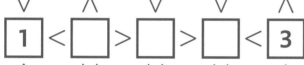
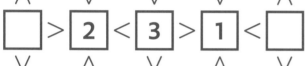

```
[3] > [ ] < [ ] < [ ] < [5]
 ∨     ∧     ∧     ∨     ∨
[ ] < [4] < [5] > [3] > [ ]
 ∨     ∧     ∨     ∨     ∧
[1] < [ ] > [ ] > [ ] < [3]
 ∧     ∨     ∨     ∨     ∧
[ ] > [2] < [3] > [1] < [ ]
 ∨     ∧     ∨     ∧     ∨
[ ] > [ ] > [ ] < [ ] > [ ]
```

②

```
[ ] > [ ] > [1] < [ ] < [ ]
 ∨     ∨     ∧     ∧     ∨
[ ] > [ ] < [ ] < [5] > [2]
 ∨     ∧     ∨     ∧     ∧
[2] < [ ] < [5] > [ ] > [1]
 ∨     ∧     ∧     ∧     ∨
[1] < [5] > [ ] < [ ] > [ ]
 ∧     ∨     ∧     ∨     ∧
[ ] > [ ] < [4] > [ ] < [ ]
```

③

```
[ ] < [3] > [ ] < [4] < [ ]
 ∧     ∧     ∧     ∨     ∨
[ ] < [5] > [ ] > [1] < [ ]
 ∨     ∨     ∨     ∧     ∧
[ ] < [ ] > [2] < [ ] > [ ]
 ∧     ∨     ∧     ∧     ∧
[ ] > [ ] < [3] > [ ] < [ ]
 ∧     ∧     ∧     ∧     ∧
[4] > [ ] < [ ] > [ ] > [1]
```

④

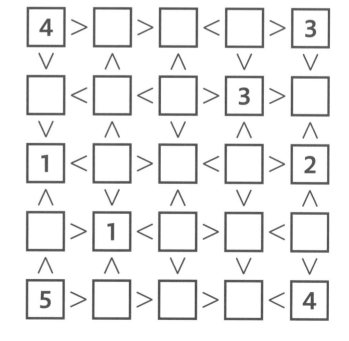

```
[4] > [ ] > [ ] < [ ] > [3]
 ∨     ∧     ∧     ∨     ∨
[ ] < [ ] < [ ] > [3] > [ ]
 ∨     ∨     ∨     ∧     ∧
[1] < [ ] > [ ] < [ ] > [2]
 ∨     ∧     ∨     ∧     ∧
[ ] > [1] < [ ] > [ ] < [ ]
 ∨     ∧     ∨     ∧     ∧
[5] > [ ] > [ ] > [ ] < [4]
```

Part 2

集中力
×
想起力

注意を分散させながらぐっと集中力を高めたり
経験や学習で身につけた知識を引き出す力を伸ばしたりします。

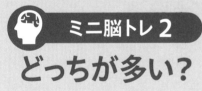

ミニ脳トレ 2

どっちが多い？

シマウマとヒツジ、どちらの数が多いでしょうか？　できるだけ指を折ったりメモをしたりせずに答えましょう。

答えは 45 ページ ▶

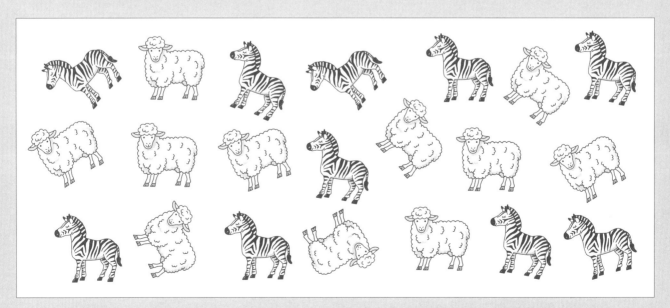

難易度 ★★☆

解いた日 ／

名前を探そう

ひらがなの列を並びかえると日本のアスリートの名前になります。その名前を漢字で答えましょう。わからないときはひらがなでもかまいません。「ょ」などの小さな文字も普通の文字と同じ大きさになっています。 答えは 46、47 ページ ▶

① だおあまさ

② わしすいかかみ

③ ちいうらへこむう

④ よおうへしにいおた

⑤ なしおがまげし

⑥ しいりこにけ

⑦ らはるむいち

⑧ ゆうはづにるゆ

⑨ ずみよらかうし

⑩ みまあだけす

⑪ までやひきまつ

⑫ およさだりし

Q13 の答え ▶ ❶11　❷2　❸4　❹8　❺7　❻20　❼13　❽6　❾10

難易度 ★★★

解いた日　／

目標時間　5分00秒　かかった時間　　分　　秒

バラバラ漢字

本に関する二字熟語がバラバラになっています。バラバラのパーツを組み立てて、熟語を作りましょう。 答えは47ページ ▶

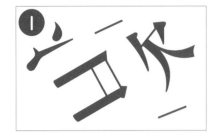
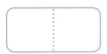

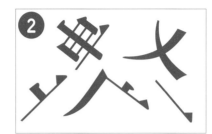
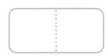

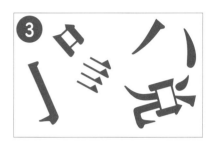
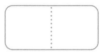

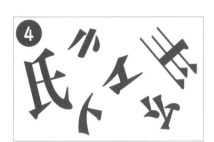
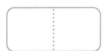

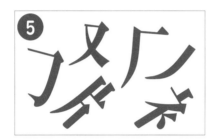
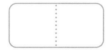

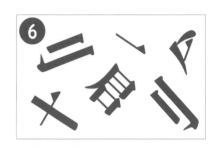
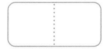

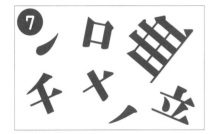
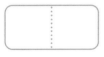

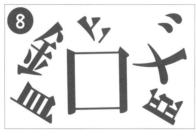

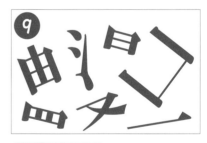
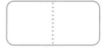

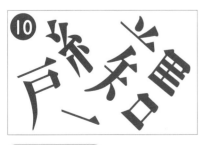
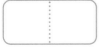

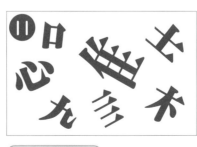

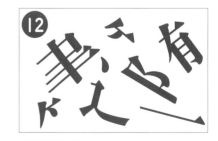
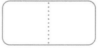

Q3

難易度 ★☆☆

解いた日 ／

集中力をきたえる

目標時間　2分30秒　　かかった時間　　分　　秒

違う絵はどれ？

それぞれ1つだけ、ほかとは違う絵がまざっています。目標時間内に見つけて、〇をつけましょう。 答えは119ページ ▶

❶

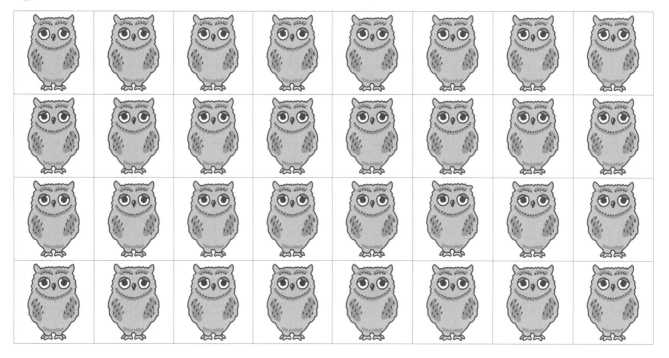

❷

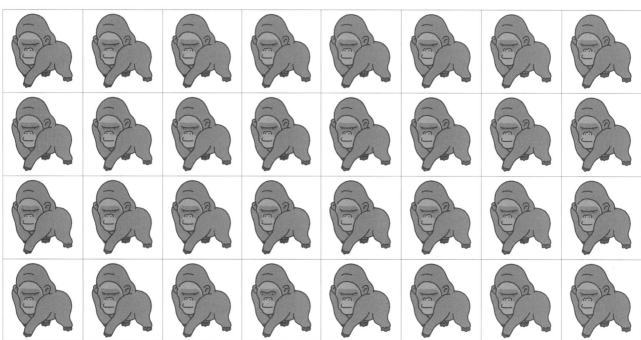

Q1の答え ▶ ❶浅田真央（あさだまお）　❷石川佳純（いしかわかすみ）　❸内村航平（うちむらこうへい）　❹大谷翔平（おおたにしょうへい）
❺長嶋茂雄（ながしましげお）　❻錦織圭（にしこりけい）　❼八村塁（はちむらるい）　❽羽生結弦（はにゅうゆづる）

集中力をきたえる

目標時間 2分00秒　かかった時間　分　秒

写真の内容を覚えよう

下の写真を1分間見てください。内容を記憶して、次のページにある質問に答えましょう。質問に答えるときは、このページを見てはいけません。

答えは50ページ

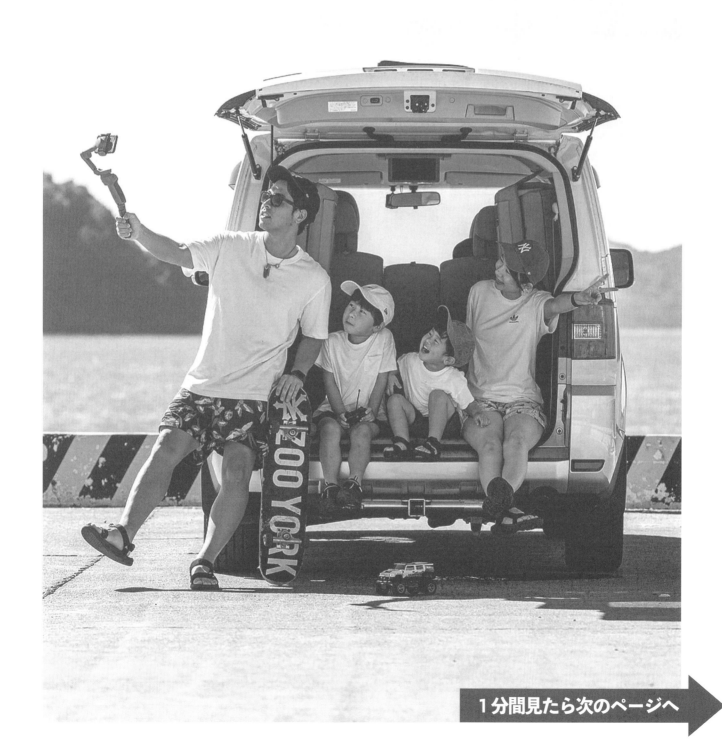

1分間見たら次のページへ

想起力をきたえる

目標時間 4分00秒　かかった時間　　分　　秒

ことわざを完成させよう！

意味をヒントに、□にひらがなを入れて、ことわざを完成させましょう。

答えは50ページ ▶

❶ 昔とった □□□□　　昔鍛えて身につけた技術や能力が今も衰えていないこと。

❷ □□□□ 寄れば文殊の知恵　　凡人でも集まって相談すればいい考えが浮かぶこと。

❸ うそも □□□□　　目的を果たすためには、うそも必要なときがあること。

❹ 早起きは □□□□ の徳　　早起きをすると何かいいことがあること。

❺ □□ の不養生　　正しいとわかっていながら自分では実行しないことのたとえ。

❻ □□ のかたきを長崎で討つ　　意外な場所で、あるいは筋違いのことで仕返しをすること。

❼ 雨降って □□□□□　　もめごとのあとは、かえっていい関係になること。

❽ 待てば □□□ の日和あり　　うまくいかなくても待っていれば必ず好機が訪れること。

❾ □□ 蜂とらず　　あれもこれもと狙って、どちらも得られないこと。

Q4の問題　前のページを見ないで、次の質問に答えましょう。　答えは50ページ ▶

❶ 写真のなかに、子どもは何人いましたか？
□ 人

❷ 写真の一番左にいたのは男の人ですか？女の人ですか？
□ の人

❸ ピースサインをしていた人は何人いましたか？
□ 人

❹ サングラスをかけていたのは男の人ですか？女の人ですか？
□ の人

難易度 ★★☆

解いた日 ╱

ぴったり足し算

足すと 30、50、100 になる数字のペアを探すと、1 つだけ余る数字があります。その数字を答えましょう。できれば印をつけずに挑戦してみましょう。

答えは 51 ページ ▶

❶ 足すと 30 になるペアを作ります。余ったのは… 　答え

15	26	10	23	9	16	3	25	29
1	20	17	2	4	27	11	22	7
18	21	14	8	15	5	28	13	12

❷ 足すと 50 になるペアを作ります。余ったのは… 　答え

17	26	35	9	40	8	2	15	11
48	23	30	39	44	21	27	13	20
10	42	41	37	7	43	6	33	24

❸ 足すと 100 になるペアを作ります。余ったのは… 　答え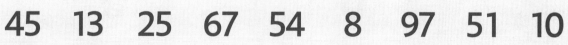

45	13	25	67	54	8	97	51	10
90	28	27	3	78	55	24	73	92
33	49	86	75	72	22	46	14	87

Q7

難易度 ★☆☆

解いた日 ／

漢字クロス

例のように、中央のマスに漢字を入れると、二字熟語が4つできます。中央に入る、共通する漢字を答えましょう。 答えは52ページ ▶

例

明
↓
毎 → 日 → 光
↓
記

○矢印のように読む二字熟語を作ります。
○ここでは、「明日」「毎日」「日光」「日記」の4つの熟語ができます。共通する漢字は「日」です。

❶
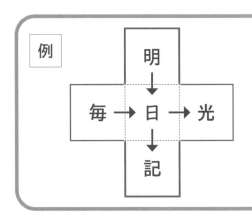

大
縮　　説
包

❷
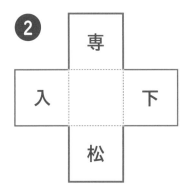

専
入　　下
松

❸
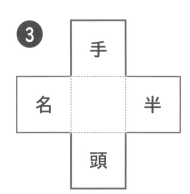

手
名　　半
頭

❹
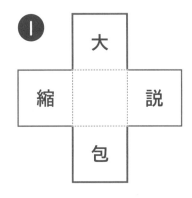

樹
臨　　外
賊

❺
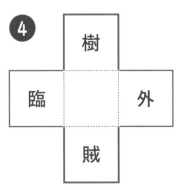

最
標　　価
原

❻
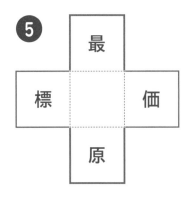

自
部　　量
類

❼
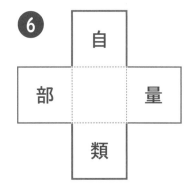

遠
最　　世
所

❽
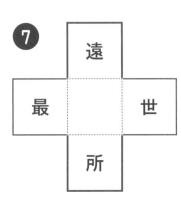

独
公　　場
派

❾
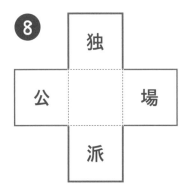

身
本　　育
温

Q4の答え ▶ ❶2　❷男　❸1　❹男

Q5の答え ▶ ❶きねづか　❷さんにん　❸ほうべん　❹さんもん　❺いしゃ　❻えど　❼じかたまる　❽かいろ　❾あぶ

難易度 ★★☆

解いた日 ／

クロスワードづくり

リストの言葉を使ってクロスワードを完成させましょう。言葉は上から下、左から右に向かって入ります。「ッ」や「ィ」などの小さな文字も普通の文字と同じ大きさで書き入れます。　答えは 120 ページ ▶

❶ 菓子＆スイーツの名前

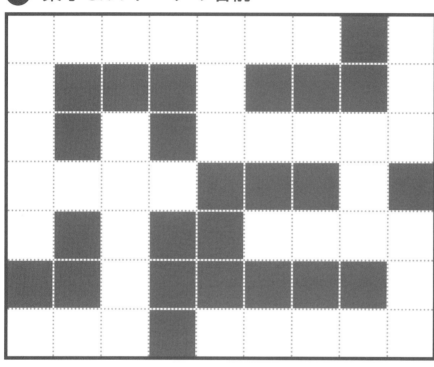

リスト

- ☐ アイス
- ☐ カヌレ
- ☐ ゼリー
- ☐ ムース
- ☐ ラスク
- ☐ エクレア
- ☐ マフィン
- ☐ ウエハース
- ☐ クラッカー
- ☐ ティラミス
- ☐ マシュマロ
- ☐ マロングラッセ

❷ 楽器の名前

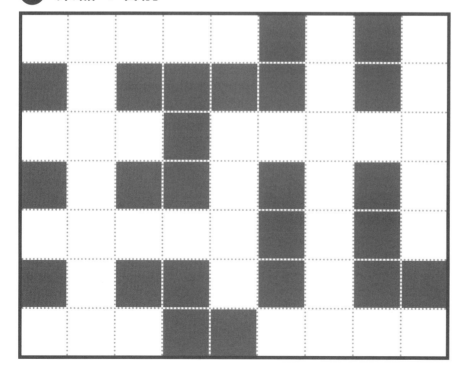

リスト

- ☐ ハープ
- ☐ ボンゴ
- ☐ シンバル
- ☐ マリンバ
- ☐ ティンパニ
- ☐ バイオリン
- ☐ ファゴット
- ☐ マンドリン
- ☐ アコーディオン
- ☐ リードオルガン

Q6 の答え ▶ ❶ 11　❷ 21　❸ 24

難易度 ★★☆

解いた日 ／

昭和思い出しクイズ

昭和の出来事を思い出してみましょう。□には漢字を、〇にはひらがな（またはカタカナ）を入れて答えましょう。答えは54ページ▶

❶ 昭和34（1959）年、皇太子明仁（あきひと）親王が正田（しょうだ）□□□さんと結婚。ご成婚祝賀パレードでは沿道に53万人が集まりました。

❷ 昭和38（1963）年、日本最大級の規模を誇る□□ダム完成。厳しい自然条件を乗り越え、7年かけて完成しました。

❸ 昭和39（1964）年、アジア初の〇〇〇〇〇〇が東京で開催。絵で伝える案内表示、ピクトグラムもこのときに登場。

❹ 昭和41（1966）年、世界一の人気グループといわれた、〇〇〇〇〇が来日。日本武道館にて5回の公演がおこなわれました。

❺ 昭和43（1968）年、東京都府中市で、□□円強奪事件発生。白バイ警官に扮した犯人が、現金輸送車ごと奪いました。

❻ 昭和44（1969）年、〇〇〇11号により人類が初めて月面へ着陸しました。その様子は世界中で同時生中継されました。

❼ 昭和45（1970）年、大阪で日本□□□□会が開催されました。会場の象徴、「太陽の塔」は高さが約70mもありました。

❽ 昭和48（1973）年から原油価格の引き上げにより、物価が急上昇。「第一次〇〇〇〇〇〇」と呼ばれました。

❾ 昭和51（1976）年、アメリカの航空機メーカーによる政治家の汚職事件、〇〇〇〇〇事件が発覚しました。

❿ 昭和54（1979）年、第5回目となる先進国首脳会議「〇〇〇〇」が東京で開催されました。当時の首相は大平正芳（おおひらまさよし）。

⓫ 昭和56（1981）年、黒柳徹子（くろやなぎてつこ）による自伝的物語、『窓ぎわの〇〇〇〇〇〇』が発売され、ベストセラーになりました。

⓬ 昭和63（1988）年、日本初の屋根付き球場、□□ドーム開場。屋根の形状と色から、当時の愛称は「ＢＩＧ　ＥＧＧ」。（ビッグ　エッグ）

音読かなひろいで手をたたこう！

次の文を声に出して読みながら、濁点「゛」のつく文字のところでは1回、半濁点「゜」のつく文字のところでは2回手をたたきましょう。数字に濁点が入っている場合も、同じように手をたたきます。

| 例 | パレットに、あかとみどりの、えのぐをだす。 |

　　パ　　　　　　　　　　　ど　　　　　　ぐ
　　2回　　　　　　　　　　1回　　　　　1回　1回

① きょうは、ことしでいちばんあついひだ。

② アップルパイをかいに、しょうてんがいのパンやへでかける。

③ よぞらにはなびが、ポンポンあがる。

④ テレビのダイエットばんぐみで、しっぱいだんがかたられる。

⑤ 10がつに、ぶんこぼんを5さつよんだ。

⑥ ゆうじんへのてがみを、ポストにだした。

⑦ たんじょうびのプレゼントに、スリッパをもらった。

⑧ ペンギンが、プールサイドをペタペタとあるく。

⑨ たんぽぽのわたげが、かぜにふかれて、とんでいく。

⑩ ピザをいっぱいたべて、おなかがパンパンだ。

⑪ 12がつにはいると、あっというまにじかんがすぎて、おしょうがつがやってくる。

53

Q11

難易度 ★★☆

解いた日 ／

想起力をきたえる

目標時間 4分00秒　かかった時間　　分　　秒

三字・四字熟語づくり

それぞれのヒントをもとに、❶～❻では、リストAの漢字を使って三字熟語を作りましょう。❼～⓬では、リストBの漢字を使って四字熟語を作りましょう。漢字はすべて1回ずつ、余すことなく使います。 答えは56ページ▶

リストA

面　腕　百
電　時　洗
長　事　国
帳　語　室

❶ ☐ ☐ 計

❷ 八 ☐ ☐

❸ ☐ ☐ 話

❹ 外 ☐ ☐

❺ ☐ ☐ 所

❻ ☐ ☐ 務

リストB

知　色　雨　一　往　耕　往　新　転　人　鳥　故
石　承　晴　二　右　十　結　十　温　左　起　読

❼ 1つのことでもう1つ

☐ ☐ ☐ ☐

❽ うろたえて、あちこちへ

☐ ☐ ☐ ☐

❾ 昔のことから学ぼう

☐ ☐ ☐ ☐

❿ 4コマ漫画の基本

☐ ☐ ☐ ☐

⓫ 人それぞれ違います

☐ ☐ ☐ ☐

⓬ こんな生活に憧れる？

☐ ☐ ☐ ☐

Q9の答え ❶美智子　❷黒部　❸オリンピック　❹ビートルズ（正式にはザ・ビートルズ）　❺三億　❻アポロ

54 ❼万国博覧　❽オイルショック　❾ロッキード　❿サミット　⓫トットちゃん　⓬東京

足し算パズル

それぞれの条件を満たすように点線の上に線を引き、マス目を分けましょう。
数字はすべて1回ずつ、余すことなく使います。 答えは120ページ ▶

① 合計が「8」となるように
2マスずつ分ける

1	7	5	3	2	4
4	5	3	7	6	4
4	2	6	1	3	5
6	3	5	3	2	6
2	5	1	1	3	5
4	4	7	7	6	2

② 合計が「10」となるように
3マスずつ分ける

7	6	3	1	5	4
2	1	4	3	1	3
3	8	1	3	2	1
4	1	2	5	3	6
3	2	6	4	1	5
8	1	1	2	2	6

③ 合計が「13」となるように
3マスずつ分ける

4	8	6	1	2	9
1	5	5	6	2	5
9	3	3	4	6	2
1	4	8	7	2	3
1	6	1	3	6	3
6	7	4	2	4	7

④ 合計が「15」となるように
4マスずつ分ける

2	9	6	4	2	1
2	1	8	3	4	1
2	5	3	2	6	9
4	1	6	4	1	7
1	7	1	1	2	3
2	8	9	1	3	4

想起力をきたえる

目標時間　2分30秒　かかった時間　　分　　秒

昭和思い出しクイズ

昭和の流行や人物を思い出してみましょう。□には漢字を、○にはひらがな（またはカタカナ）を入れて答えましょう。答えは58ページ ▶

❶ 昭和33（1958）年、アメリカで大流行した輪の形の遊具、○○○○○が日本にも上陸。半年間で400万本も売れました。

❷ 昭和33（1958）年、お湯を注いで2分で食べられるインスタント○○○○発売。当時の常識では考えられない食品でした。

❸ 昭和35（1960）年、空気で膨らませるビニール製の人形、○○○ちゃんが爆発的ヒット。腕やバッグにぶら下げて歩きました。

❹ 昭和38（1963）年、坂本九（さかもときゅう）「○○○○」がアメリカの音楽チャートで1位に。作詞は永六輔（えいろくすけ）、作曲は中村八大（なかむらはちだい）という、当時のヒットメーカーコンビ。

❺ 昭和42（1967）年、英国人モデル○○○○○が来日。細く長い手足でミニスカートを着こなし、日本でも大ブームに。

❻ 昭和44（1969）年、テレビ番組内でハナ肇（はじめ）が発するギャグ、「アッと驚く○○○○○」が流行語に。同名のシングルも発売。

❼ 昭和45（1970）年、□□□□がボウリング女子プロ初のパーフェクト（12回連続ストライクで300点満点を出す）を達成。

❽ 「花の中3トリオ」としてデビューした□□□□が、昭和55（1980）年、21歳の若さで引退。

❾ 昭和57（1982）年、自動販売機の普及などにより、それまで紙幣だった□□□が硬貨に。現在の最新デザインは3代目。

❿ 昭和61（1986）年、フィルムにレンズを付けるという、逆転の発想から生まれた「□○○です」発売。

⓫ 昭和61（1986）年、英国皇太子夫妻が来日し、6日間滞在しました。行く先々で大歓迎され、日本中が○○○○フィーバーに。

⓬ 昭和62（1987）年、高校の国語科教員をしていた俵万智（たわらまち）（当時24歳）の、歌集『○○○□□□』が出版され、大ベストセラーに。

Q11の答え ▶ ❶腕時（計）　❷（八）百長　❸電（話）帳　❹（外）国語　❺洗面（所）　❻事（務）室
❼一石二鳥　❽右往左往　❾温故知新　❿起承転結　⓫十人十色　⓬晴耕雨読

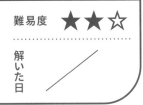

難易度 ★★☆

解いた日 ／

もう1つはどれ？

それぞれ左の枠のなかのものを、上ともう1つに分けました。もう1つはどれになるか、A〜Cのなかから選びましょう。 答えは59ページ ▶

①

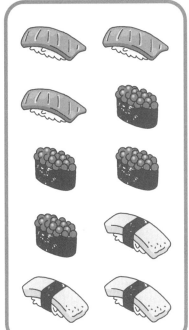

分けた皿

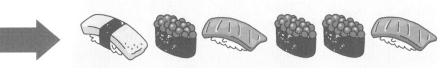

もう1つの皿は？

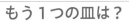

A B C

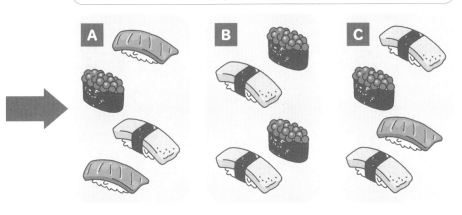

②

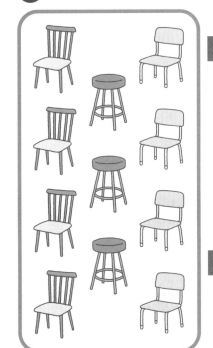

分けたいすの列

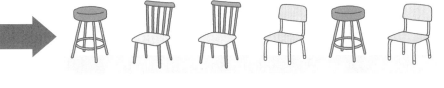

もう1つの列は？

A

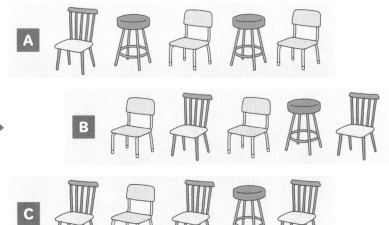

B

C

難易度 ★★☆

解いた日 ／

映画スターシークワーズ

リストの10人の映画スターの名前をマスから探しましょう。マスには左から右、右から左、上から下、下から上に言葉が入っています。

答えは120ページ ▶

さ	な	す	が	わ	ら	ぶ	ん	た	ら	あ
こ	り	る	か	お	さ	あ	や	か	う	さ
み	ふ	し	う	よ	う	い	そ	み	ゆ	す
う	つ	え	こ	う	ろ	し	と	ね	ふ	み
ら	み	ら	り	お	じ	の	つ	ひ	せ	こ
し	ま	つ	ま	も	う	せ	な	で	い	つ
よ	し	な	が	さ	ゆ	り	が	こ	し	せ
き	ゆ	た	か	く	ら	け	ん	み	ゆ	ら
み	う	は	ゆ	わ	は	る	け	な	ん	は
つ	じ	か	ひ	た	し	り	ん	ざ	し	が
あ	さ	の	あ	こ	い	ゆ	じ	さ	ま	か

リスト

- □ 浅丘ルリ子（あさおか る り こ）
- □ 渥美清（あつみ きよし）
- □ 石原裕次郎（いしはらゆう じ ろう）
- □ 加賀まりこ（か が）
- □ 菅原文太（すがわらぶん た）
- □ 高倉健（たかくらけん）
- □ 高峰秀子（たかみねひでこ）
- □ 原節子（はらせつこ）
- □ 三船敏郎（み ふねとしろう）
- □ 吉永小百合（よしながさ ゆ り）

Q13の答え ❶フラフープ　❷ラーメン　❸ダッコ　❹スキヤキ　❺ツイッギー　❻タメゴロー　❼中山律子　❽山口百恵　❾五百円　❿写ルン　⓫ダイアナ　⓬サラダ記念日

難易度 ★ ★ ☆

解いた日 ／

熟語しりとり

しりとりの要領で、指定された漢字を組み合わせて二字熟語を6つ作りましょう。答えの先頭と最後尾の漢字は一度しか使いません。うまくつながるようマスを埋めてください。 答えは 120 ページ ▶

❶ （使う漢字） 貨　横　料　縦　顔　金

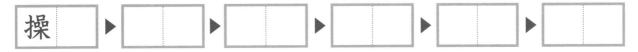

操 ▶ ☐ ▶ ☐ ▶ ☐ ▶ ☐ ▶ ☐

❷ （使う漢字） 山　化　沢　道　粧　光

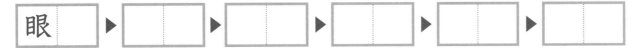

眼 ▶ ☐ ▶ ☐ ▶ ☐ ▶ ☐ ▶ ☐

❸ （使う漢字） 戸　天　防　井　籍　寒

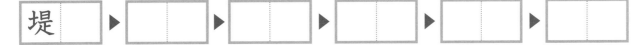

堤 ▶ ☐ ▶ ☐ ▶ ☐ ▶ ☐ ▶ ☐

❹ （使う漢字） 校　激　下　庭　変　靴

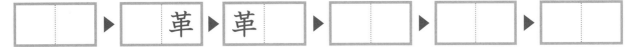

☐ ▶ 革 ▶ 革 ▶ ☐ ▶ ☐ ▶ ☐

❺ （使う漢字） 居　補　蓄　整　住　備

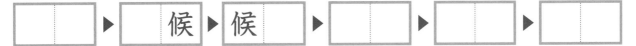

☐ ▶ 候 ▶ 候 ▶ ☐ ▶ ☐ ▶ ☐

❻ （使う漢字） 店　言　却　助　売　書

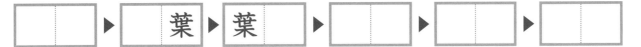

☐ ▶ 葉 ▶ 葉 ▶ ☐ ▶ ☐ ▶ ☐

Q14の答え ▶ ❶ C　❷ B

59

脳トレ
体操2

2拍子・4拍子体操

両手は連動して動くので、別々のことをしようとするのは難しいもの。
あえておこなうことで、脳の前頭前野の活動が高まります。

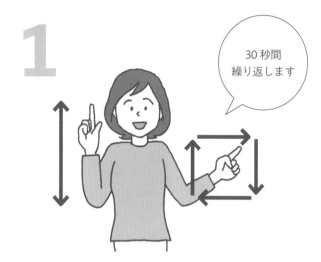

1

30秒間
繰り返します

2

人差し指を上に立てて、両手を顔の高さにあげます。そして右手を上下に動かし、左手は□の形に動かします。

手の動作を入れ替え、右手を□の形に動かし、左手は上下に動かします。

脳トレ
体操3

指折り体操

上の体操と同様、左右の手で違う動きをおこないます。時間差を取り入れたこんがらがるような動作で、脳をおおいに刺激しましょう。

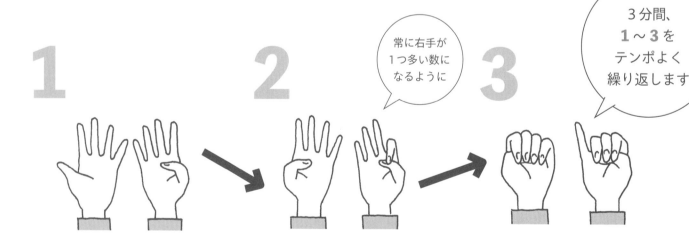

1

2

常に右手が
1つ多い数に
なるように

3

3分間、
1〜3を
テンポよく
繰り返します

両手を広げ、右手の親指を折ります。

右手の人差し指を折り、同時に左手の親指を折ります。この動作を小指まで進めます。

小指まで折ったら、今度は小指から伸ばしていきましょう。

5分でできる脳トレとは趣向を変えて、手ごたえのある
パズルを用意しました。じっくり取り組んでください。

Q1	難易度 ★★★
	解いた日 ／

カナナンクロ

すでに1のマスに入っている「ラ」のように、リストの文字をマスに
入れ、クロスワードを完成させましょう。同じ数字のマスには同じ
文字が入ります。 答えは124ページ▶

5	13	14	8	14	2	■	■	ヒ	6
8	■	ユ	■	10	ビ	バ	6	■	6
ポ	テ	10	5	ラ(1)	ダ	■	3	14	11
■	13	ケ	■	9	8	ゲ	■	■	13
10	ラ(1)	8	プ	■	ゴ	13	■	6	2
■	ミ	■	11	9	■	フ	15	3	■
リ	9	7	■	7	11	3	■	チ	4
2	■	13	ヌ	ワ	14	■	14	15	7
5	4	13	■	12	■	4	12	7	3
7	レ	ジ	12	10	4	ー	ド	■	エ

文字対応表

1	2	3	4	5	6	7	8
ラ							

9	10	11	12	13	14	15	

リスト

□イ　□ウ　□カ　□キ　□ク
□コ　□サ　□シ　□ス　□ツ
□ト　□ヨ　☑ラ　□ロ　□ン

難易度 ★★★

解いた日 ／

漢字ナンクロ

すでに1のマスに入っている「出」のように、リストの漢字をマスに入れ、クロスワードを完成させましょう。同じ数字のマスには同じ漢字が入ります。 答えは124ページ ▶

18	胆	16	敵	■	同	6	■	街	4
都	■	備	■	斜	■	3	20	17	■
13	10	■	17	19	5	車	■	樹	12
■	8	固	21	■	卓	■	野	■	身
5	気	■	裏	4	■	門	15	16	1 出
11	■	拡	■	徳	3	■	活	■	世
■	一	18	決	10	■	16	11	9	■
21	19	■	2	■	13	得	■	21	中
下	■	11	力	7	■	8	15	■	12
20	9	物	■	流	1 出	■	1 出	入	14

文字対応表

1	2	3	4	5	6	7	8	9	10	11
出										

12	13	14	15	16	17	18	19	20	21

リスト

☐意 ☐会 ☐外 ☐源 ☐国 ☐産 ☑出

☐乗 ☐心 ☐水 ☐大 ☐断 ☐地 ☐電

☐動 ☐道 ☐不 ☐面 ☐用 ☐立 ☐路

難易度 ★★★

解いた日 ／

カナナンクロ

すでに1のマスに入っている「ル」のように、リストの文字をマスに入れ、クロスワードを完成させましょう。同じ数字のマスには同じ文字が入ります。 **答えは125ページ▶**

13	9	タ	12	14	■	フ	4	■	12
14	5	14	ラ	■	ド	13	9	ダ	ル¹
4	ミ	■	6	ベ	12	■	13	■	12
13	7	15	■	6	■	リ	7	2	ル¹
ヒ	■	ホ	7	2	パ	5	7	■	ボ
コ	9	5	2	■	6	8	■	2	13
13	■	8	9	3	■	11	10	ク	ズ
15	4	5	■	14	ヨ	13	セ	3	■
■	11	■	エ	3	■	ヘ	■	10	カ
3	ケ	10	8	■	デ	5	15	11	5

文字対応表

1	2	3	4	5	6	7	8
ル							

9	10	11	12	13	14	15

リスト

□ イ　□ ウ　□ オ　□ ガ　□ キ
□ シ　□ ス　□ チ　□ ツ　□ テ
□ ト　□ メ　□ ユ　☑ ル　□ ン

漢字ナンクロ

すでに1のマスに入っている「食」のように、リストの漢字をマスに入れ、クロスワードを完成させましょう。同じ数字のマスには同じ漢字が入ります。 答えは125ページ▶

7	唱		5	13	12		国	8	立
格		主	14		6	列		13	
10	起	21		15	方	。	1食	文	17
表		8	演		9	義	3		5
	旅		15	10		2		16	結
流	6	作	18		他	21	19		7
4		12		17		情		議	
群	16		15	身	11		1食	19	代
	中	5	20		9	当		進	
努	14		地	2		21	20	6	路

文字対応表

1	2	3	4	5	6	7	8	9	10	11
食										

12	13	14	15	16	17	18	19	20	21

リスト

☐ 化　☐ 家　☐ 学　☐ 感　☐ 公　☐ 校　☐ 行
☐ 合　☐ 事　☐ 集　☐ 出　☑ 食　☐ 人　☐ 星
☐ 正　☐ 生　☐ 発　☐ 品　☐ 用　☐ 理　☐ 力

大量間違い探し

時間をかけて楽しめる間違い探しを用意しました。できるだけ印をつけたり、メモをしたりせずに数えましょう。

Q1

難易度 ★★☆

解いた日 ／

ハイキング

間違いは 15 か所

湿原風景が目に浮かぶ名曲『夏の思い出』は昭和 24(1949)年にNHKのラジオ番組で流れて話題となり、尾瀬は憧れのハイキングスポットに。 **答えは 122 ページ** ▶

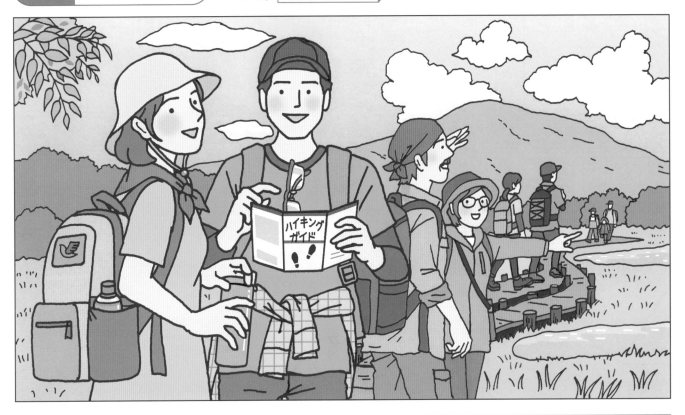

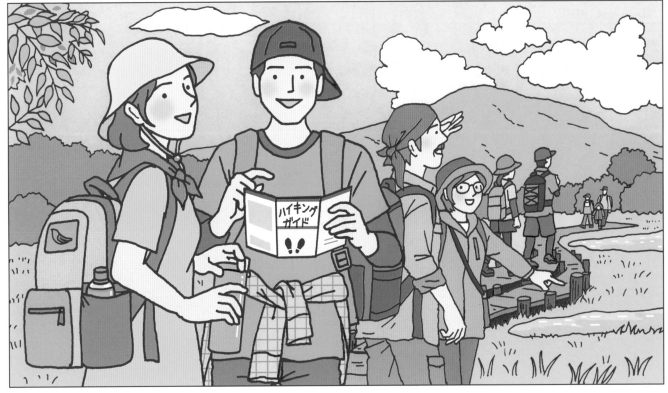

休日の駅のにぎわい

間違いは **20** か所

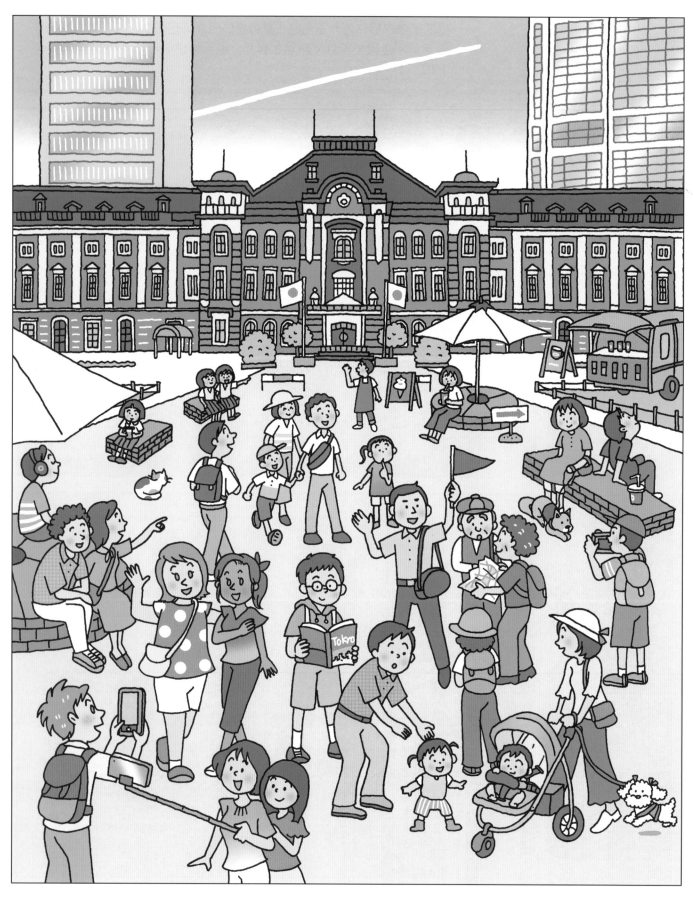

旅行客でにぎわう駅の光景は、なぜかわくわくするものですね。日本の鉄道の起点、東京駅は大正3 (1914) 年に開業しました。駅舎は3階建ての鉄骨レンガ造りで長さは約335m。2003年に日本の重要文化財に指定され、2007〜12年に保存・復原工事がおこなわれました。 答えは122ページ ▶

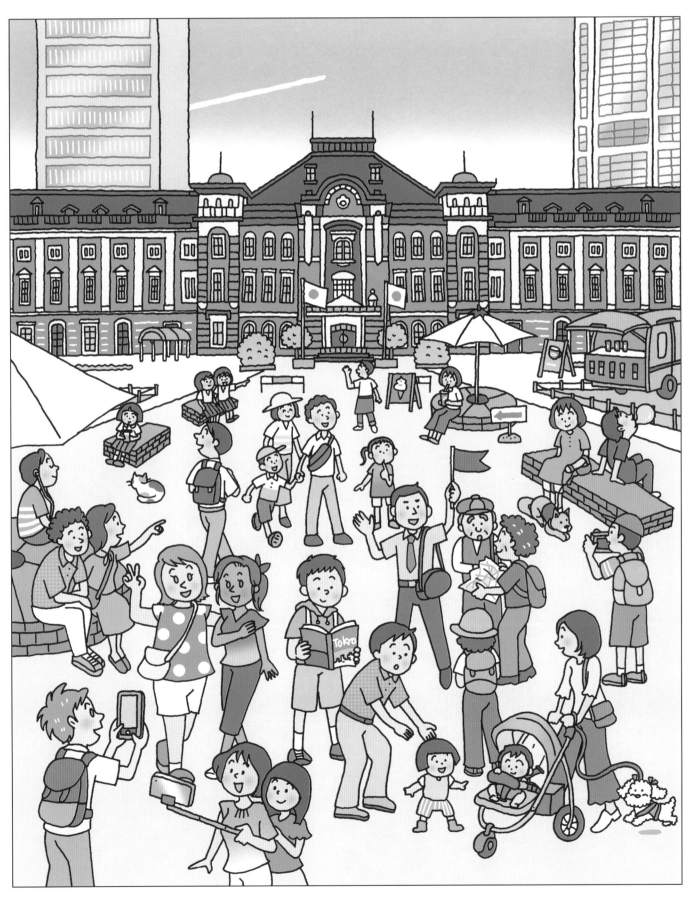

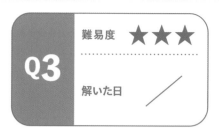

花火大会

間違いは **30** か所

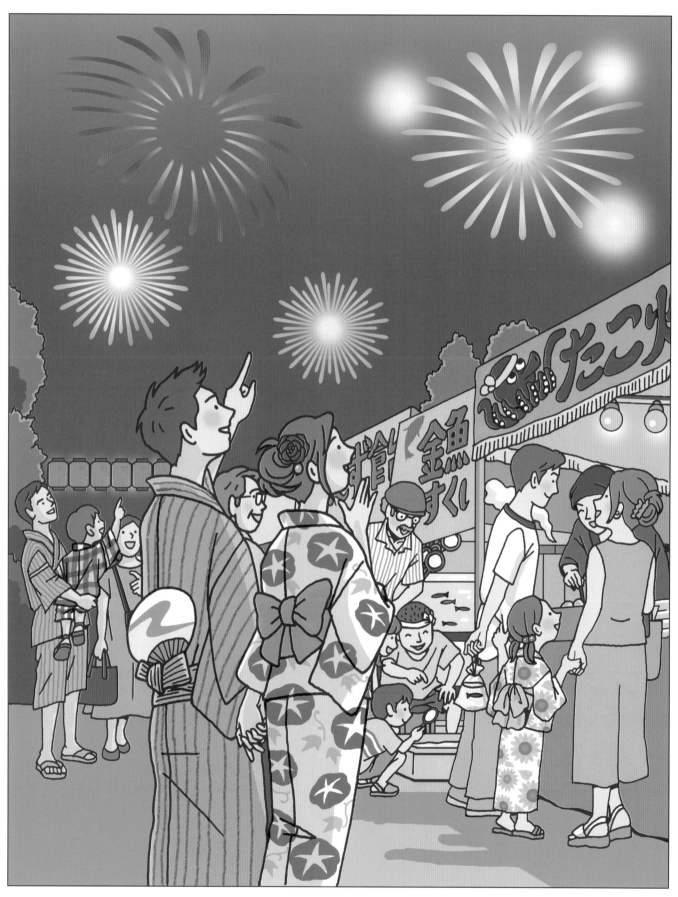

夜空いっぱいに打ち上がる花火は、日本の夏に欠かせません。一度は見てみたい日本三大花火大会は、明治 43 年から続く秋田県大仙市の「全国花火競技大会『大曲の花火』」（8 月下旬）、大正 14 年から続く茨城県土浦市の「土浦全国花火競技大会」（11 月第一土曜）、起源が明治 12 年である新潟県長岡市の「長岡まつり大花火大会」（8 月 2・3 日）です。答えは 122 ページ ▶

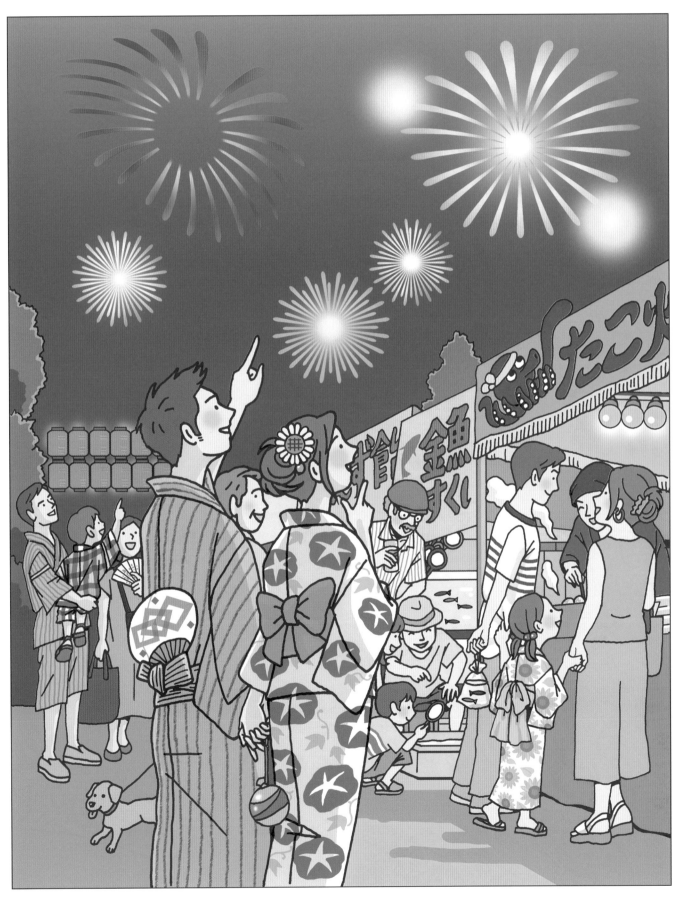

動物園

間違いは 30 か所

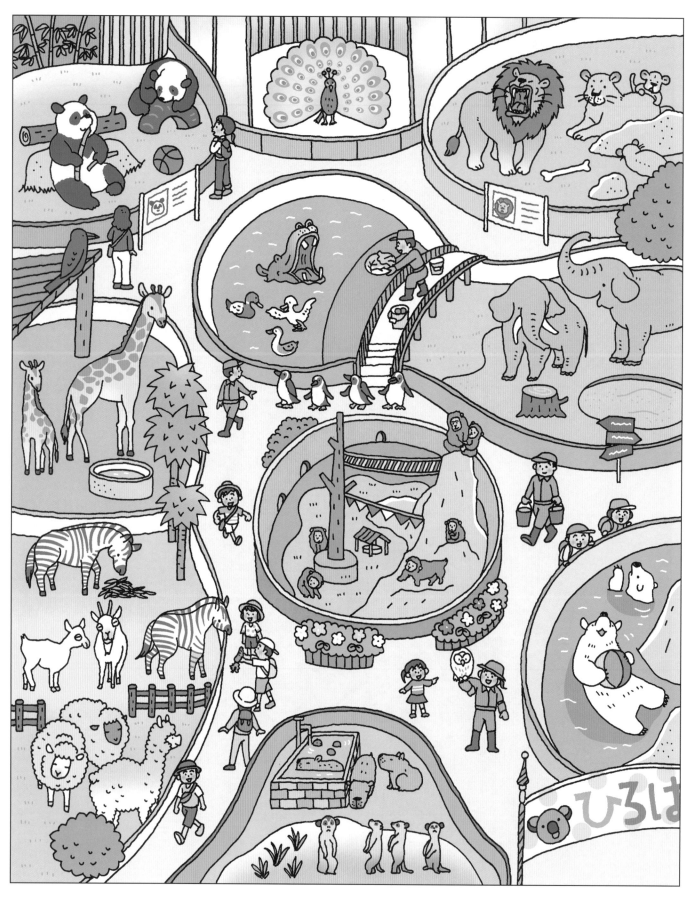

日本最古の動物園は、1882年に開園した東京都の上野動物園。約50年前の1972年には、中国から2頭のジャイアントパンダが初来日して一大ブームとなり、年間の入場者数は700万人を突破しました。2023年現在も、4頭のジャイアントパンダをはじめ約300種3000点もの動物が飼育されています。 答えは122ページ ▷

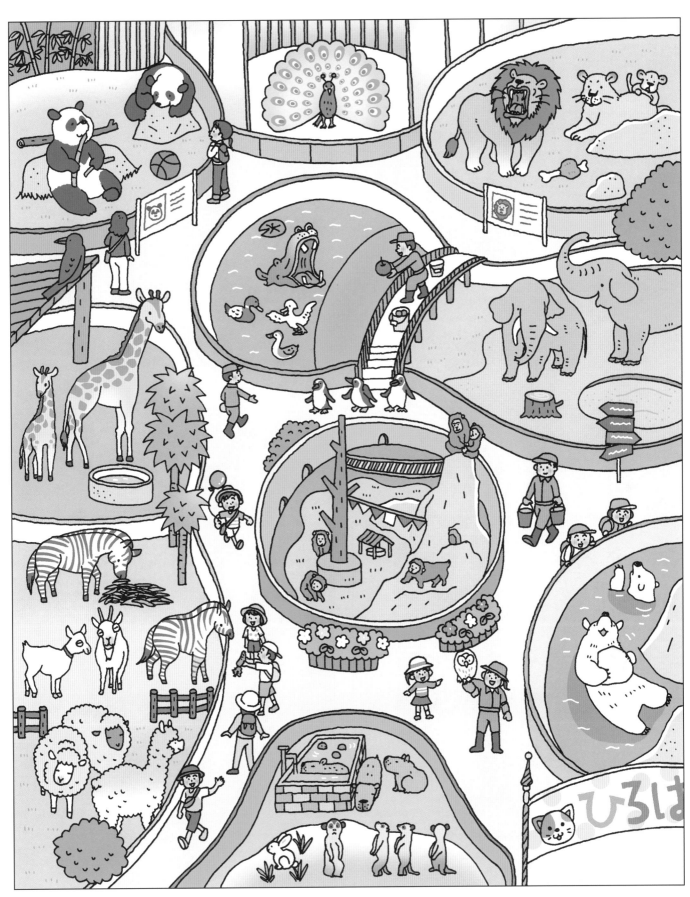

難易度 ★★☆

解いた日 ／

スキー場

間違いは **15** か所

日本でスキーが大きく広まったのは昭和35(1960)年頃から。ニセコ(北海道)や苗場(新潟県)にスキー場がオープン。昭和47(1972)年の札幌オリンピックもブームを後押ししました。

答えは 122 ページ ▶

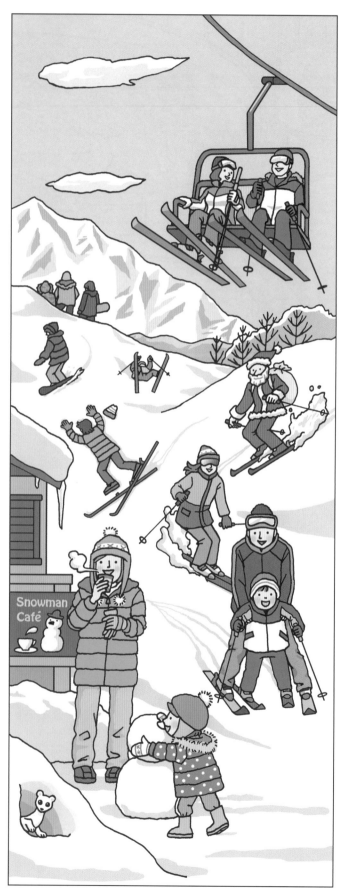

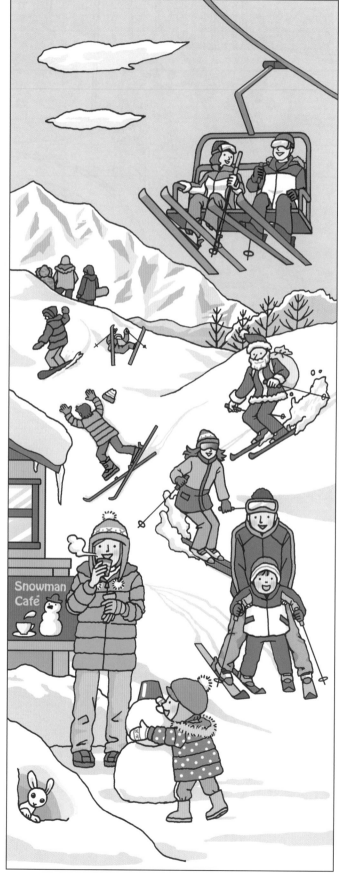

Part3

空間認知力 × 集中力

位置関係を把握する能力を高めたり
集中した状態を持続する力を伸ばしたりします。

 ミニ脳トレ3

ペア探し

A〜I のなかに同じ並びのお寿司が1組だけあります。どれと
どれか、アルファベットで答えましょう。

答えは75ページ

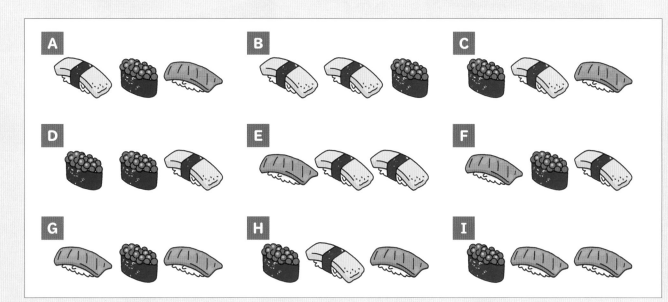

迷路にチャレンジ

あみだくじを下まで進み、スキー場の写真にたどり着くのは A ～ D のどれでしょう。障害物のある道は避け、1本下の道を進みます。 答えは120ページ

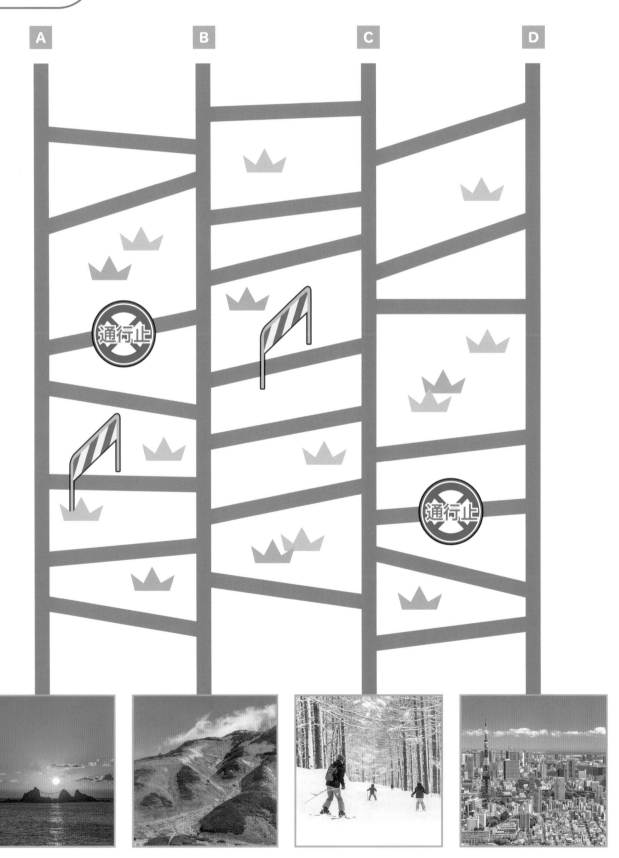

Q2

難易度 ★★☆

解いた日 ／

写真の内容を覚えよう

下の2枚の写真を1分間見てください。内容を記憶して、次のページにある質問に答えましょう。質問に答えるときは、このページを見てはいけません。

答えは78ページ▶

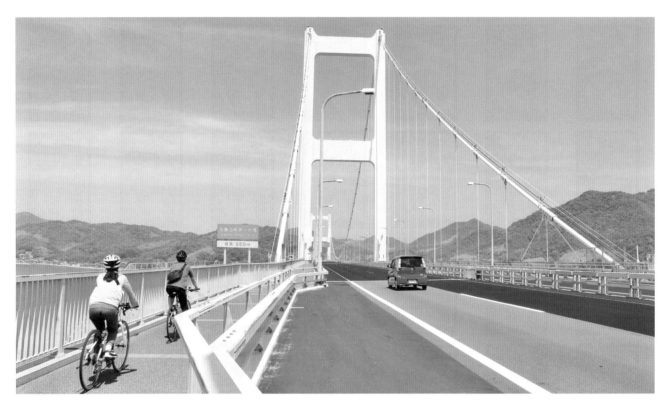

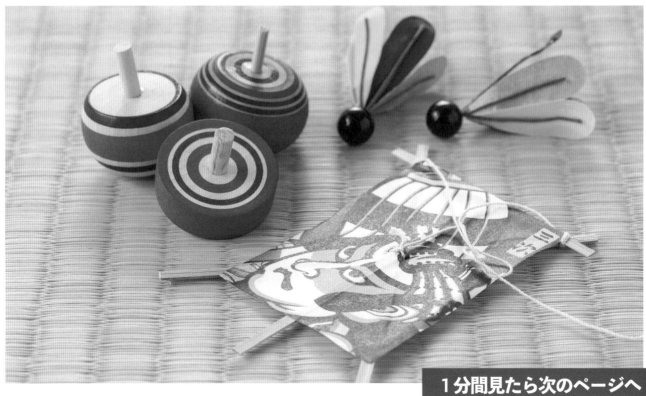

1分間見たら次のページへ ▶

ミニ脳トレ3の答え ▶ **C** と **H**

Q3

難易度 ★★★

解いた日 　／

集中力をきたえる

目標時間　3 分 00 秒　　かかった時間　　　分　　　秒

違う絵はどれ？

1つだけ、ほかとは違う絵がまざっています。目標時間内に見つけて、○をつけましょう。 答えは 120 ページ ▶

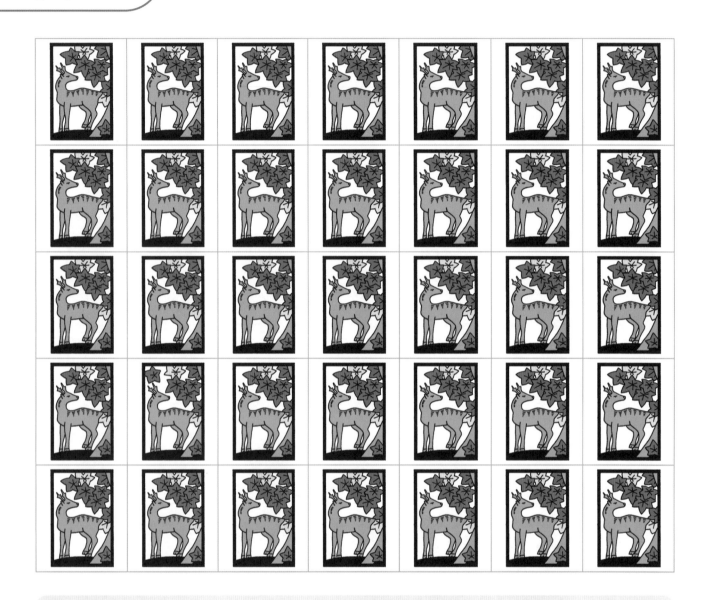

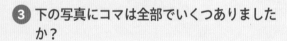

Q2の問題 前のページを見ないで、次の質問に答えましょう。 答えは 78 ページ ▶

❶ 上の写真で自転車に乗っていた人は何人いましたか？

　　　　　　　人

❷ 上の写真の車は、写真の奥か手前か、どちらに向かって進んでいましたか？

❸ 下の写真にコマは全部でいくつありましたか？

　　　　　　　つ

❹ 下の写真の凧に描かれた顔は、あなたから見て左向きか右向きか、どちらでしたか？

　　　　　　　向き

空間認知力をきたえる

| 目標時間 | 3 分 30 秒 | かかった時間 | 分 秒 |

前から見たのはどれ？

上の絵を前から見るとどれになるでしょう。 A ～ D のなかから選んで、アルファベットで答えましょう。 答えは 79 ページ ▶

後ろから見たところ

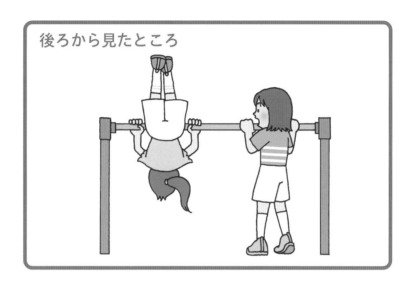

A
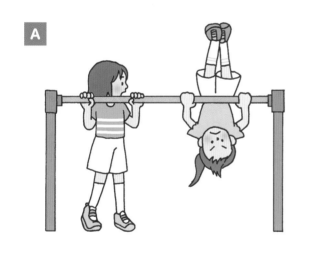

B
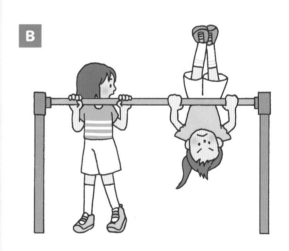

C
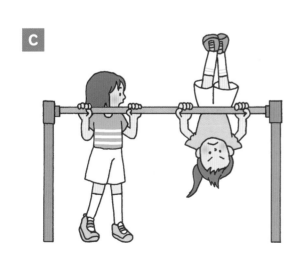

D
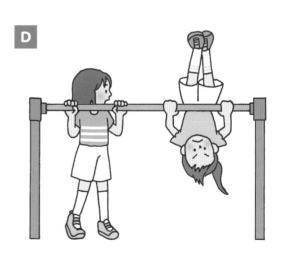

空間認知力をきたえる

目標時間　5 分 00 秒　　かかった時間　　　分　　　秒

同じもの探し

A〜F のなかに、同じ絵が1組あります。どれとどれか、アルファベットで答えましょう。答えは80ページ ▶

A
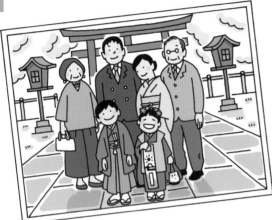

B
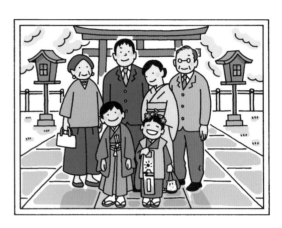

C
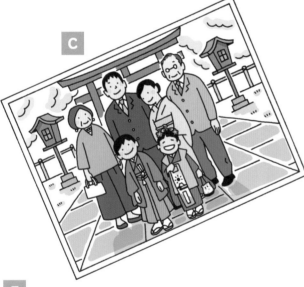

D
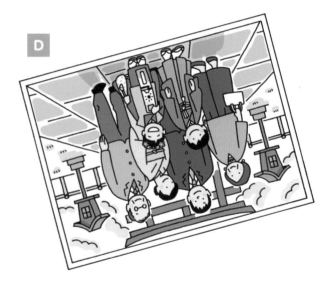

E
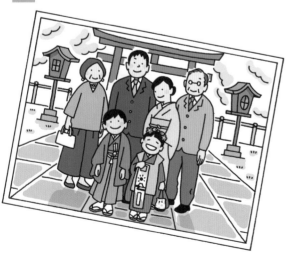

F
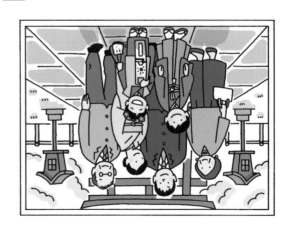

Q2の答え ▶ ❶2　❷奥　❸3　❹左

もう１つはどれ？

左の円の中の切手を、右ともう１つのグループに分けました。もう１つのグループはどれか、A～C のなかから選びましょう。 答えは 81 ページ ▶

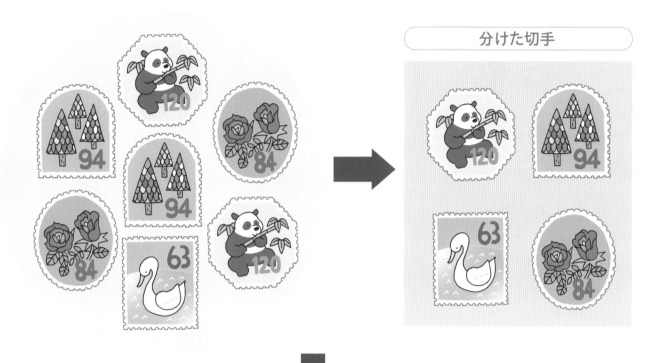

分けた切手

もう１つのグループは？

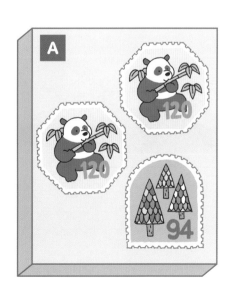

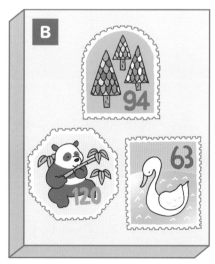

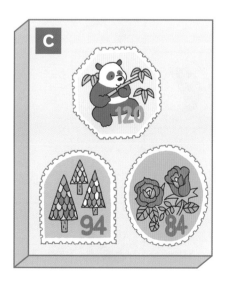

Q4 の答え ▶ A

難易度 ★★☆

解いた日 ／

目標時間 **3** 分 **00** 秒　かかった時間　　分　　秒

キューブの展開図はどれ？

A～D の展開図のなかで、組み立てたときに見本と同じキューブになるものを選びましょう。 答えは 82 ページ ▶

見本

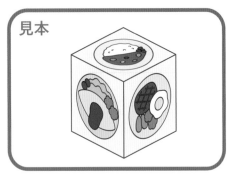

A

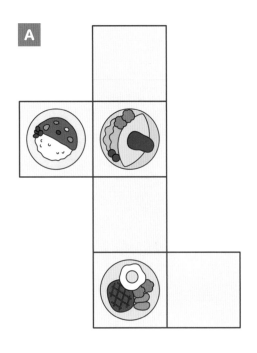

B

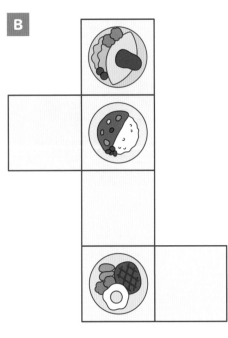

C

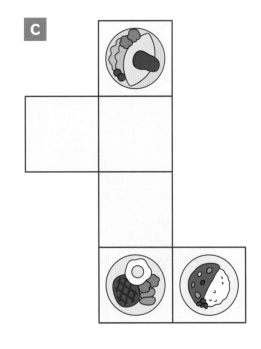

D

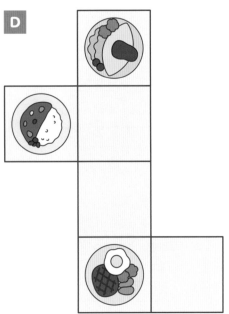

Q5 の答え ▶ C と F

集中力をきたえる

目標時間 5分00秒 　かかった時間 　　　分　　　秒

足し算パズル

それぞれの条件を満たすように点線の上に線を引き、マス目を分けましょう。
数字はすべて1回ずつ、余すことなく使います。 答えは121ページ▶

**❶ 合計が「7」となるように
2マスずつ分ける**

1	2	5	3	4	5
6	3	5	2	6	2
4	4	6	1	1	3
3	5	2	6	1	4
5	6	1	6	5	2
2	1	4	3	6	1

**❷ 合計が「14」となるように
3マスずつ分ける**

8	6	3	5	2	4
4	2	9	7	8	9
5	3	1	2	5	3
6	9	4	3	4	2
7	2	3	7	7	6
1	6	4	5	5	1

**❸ 合計が「16」となるように
4マスずつ分ける**

5	5	7	3	6	2
9	4	2	1	4	3
3	6	4	5	4	1
1	8	2	4	1	5
3	3	1	4	2	7
2	7	6	1	4	9

**❹ 合計が「19」となるように
4マスずつ分ける**

9	8	5	7	4	1
3	4	2	6	2	9
1	6	7	9	3	6
7	2	1	4	3	4
3	1	4	8	5	8
8	5	2	1	6	7

難易度　★★☆

解いた日　／

天がつく熟語を書こう

天がつく熟語を完成させましょう。空いているマスに当てはまる漢字をできるだけ早く書きます。答えが複数あるものもありますが、最初にひらめいた漢字を書きましょう。　答えは 84 ページ ▶

❶ てん か　天 ☐

❷ てん き　天 ☐

❸ てん くう　天 ☐

❹ てん こう　天 ☐

❺ てん ごく　天 ☐

❻ てん さい　天 ☐

❼ てん し　天 ☐

❽ てん じょう　天 ☐

❾ てん しょく　天 ☐

❿ てん ち　天 ☐

⓫ てん てき　天 ☐

⓬ てん どん　天 ☐

⓭ てん にょ　天 ☐

⓮ てん ねん　天 ☐

⓯ てん まど　天 ☐

⓰ てん もん　天 ☐

⓱ う てん　☐ 天

⓲ えん てん　☐ 天

⓳ かん てん　☐ 天

⓴ ぎょう てん　☐ 天

㉑ どん てん　☐ 天

㉒ まん てん　☐ 天

㉓ ろ てん　☐ 天

㉔ あっぱれ　天 ☐

Q7 の答え ▶ D

クロスワードづくり

リストの言葉を使ってクロスワードを完成させましょう。言葉は上から下、左から右に向かって入ります。「ャ」や「ッ」などの小さな文字も普通の文字と同じ大きさで書き入れます。 答えは121ページ ▶

① 花の名前

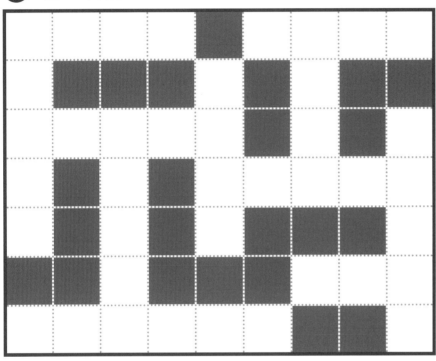

リスト

- □ ボタン
- □ サルビア
- □ パンジー
- □ ヒマワリ
- □ ルピナス
- □ キンセンカ
- □ シクラメン
- □ ジャスミン
- □ ヒヤシンス
- □ ラベンダー
- □ スイートピー

② 鳥の名前

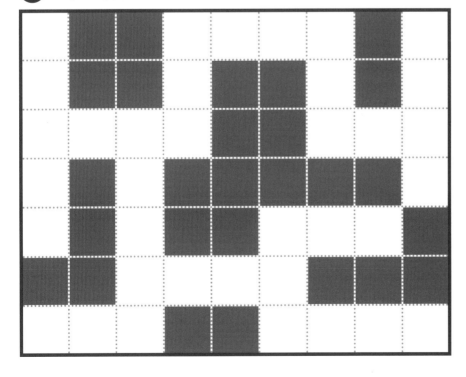

リスト

- □ イカル
- □ インコ
- □ ウミウ
- □ スズメ
- □ ヒバリ
- □ メジロ
- □ ウグイス
- □ カッコウ
- □ コマドリ
- □ トウネン
- □ フクロウ
- □ コウノトリ
- □ ユリカモメ

同じもの探し

A～Fのなかに、同じものが1組あります。どれとどれか、アルファベットで答えましょう。 答えは86ページ▶

A

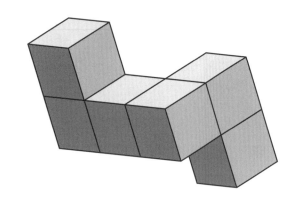

B

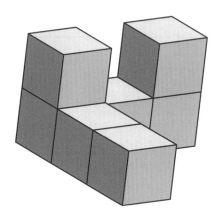

C

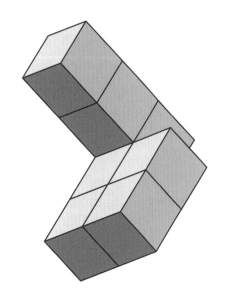

D

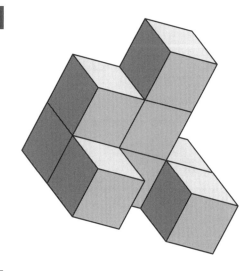

E

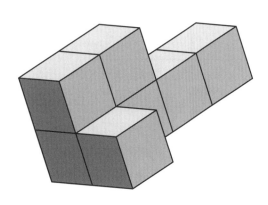

F

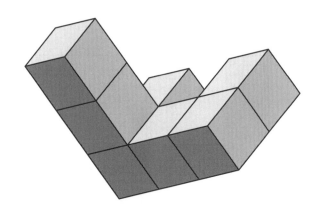

Q9の答え				
❶天下	❷天気	❸天空	❹天候	❺天国
❻天才	❼天使	❽天井	❾天職	❿天地
⓫天敵	⓬天丼	⓭天女	⓮天然	⓯天窓
⓰天文	⓱雨天	⓲炎天	⓳寒天	⓴仰天
㉑曇天	㉒満天	㉓露天	㉔天晴	

※一般的と思われる熟語を答えとしています。別解があるものもあります。

難易度 ★★★

解いた日

重ねた図形はどれ？

❶～❹の見本には、2つの異なる図形が描かれています。2つを重ねたら、それぞれ A ～ E のどの図形になるでしょうか。 答えは87ページ▶

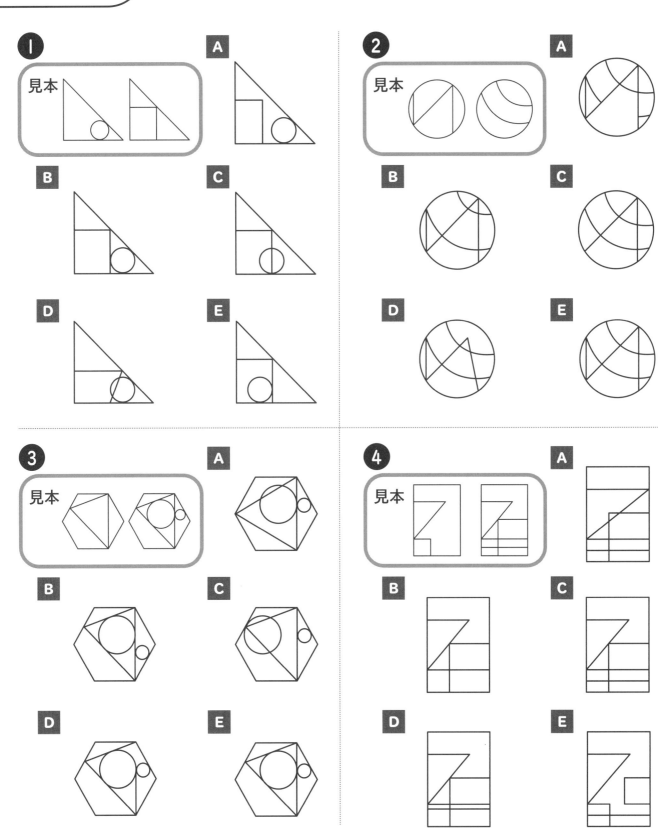

難易度 ★★★

解いた日 ／

音読かなひろい

次の話を声に出して読み、❶〜❸の問いに答えましょう。1度だけ読んで全問答えても、1問ごとに繰り返し読んで答えてもかまいません。 答えは88ページ▶

桃太郎

❶ 「の」は何個出てきましたか？

❷ 「だ」は何個出てきましたか？

❸ 「な」は何個出てきましたか？

「の」は	個
「だ」は	個
「な」は	個

「ほら、ごらんなさいこのももを。」
　といいました。
「ほほう、これはこれは。どこからこんなみごとなももをかってきた。」
「いいえ、かってきたのではありません。きょうかわでひろってきたのですよ。」
「え、なに、かわでひろってきた。それはいよいよめずらしい。」
　こうおじいさんはいいながら、ももをりょうてにのせて、ためつ、すがめつ、ながめていますと、だしぬけに、ももはぽんとなかからふたつにわれて、
「おぎゃあ、おぎゃあ。」
　といさましいうぶこえをあげながら、かわいらしいあかさんがげんきよくとびだしました。
「おやおや、まあ。」
　おじいさんも、おばあさんも、びっくりして、ふたりいっしょにこえをたてました。
「まあまあ、わたしたちが、へいぜい、どうかしてこどもがひとりほしい、ほしいといっていたものだから、きっとかみさまがこのこをさずけてくださったにちがいない。」
　おじいさんも、おばあさんも、うれしがって、こういいました。
　そこであわてておじいさんがおゆをわかすやら、おばあさんがむつきをそろえるやら、おおさわぎをして、あかさんをだきあげて、うぶゆをつかわせました。するといきなり、
「うん。」
　といいながら、あかさんはだいているおばあさんのてをはねのけました。
「おやおや、なんというげんきのいいこだろう。」
　おじいさんとおばあさんは、こういってかおをみあわせながら、「あっは、あっは。」とおもしろそうにわらいました。
　そしてもものなかからうまれたこだというので、このこにもももたろうというなをつけました。

（お話は楠山正雄の作品より引用し、ひらがなに変換しています）

Q11の答え ▶ B と F

Q14

集中力をきたえる

目標時間 5分00秒　かかった時間　　分　　秒

難易度 ★★☆

解いた日 ／

ぴったり足し算

足すと 40、80、100 になる数字のペアを探すと、1つだけ余る数字があります。
その数字を答えましょう。できれば印をつけずに挑戦してみましょう。

答えは89ページ▶

❶ 足すと 40 になるペアを作ります。余ったのは…　　答え

20	17	8	10	27	22	6	12	20
5	11	16	13	39	38	35	3	34
32	28	23	2	24	18	29	30	1

❷ 足すと 80 になるペアを作ります。余ったのは…　　答え

45	6	55	71	8	40	2	25	10
17	20	5	12	78	74	41	68	40
72	64	70	35	60	39	63	9	75

❸ 足すと 100 になるペアを作ります。余ったのは…　　答え

8	50	18	45	70	2	37	25	42
82	99	5	75	7	50	15	95	30
93	63	92	20	1	80	98	55	58

Q12の答え ▶ ❶ B　❷ E　❸ E　❹ C

87

空間認知力をきたえる

目標時間 5 分 00 秒　かかった時間 　　分　　秒

あと何分？

イラストは鏡に映った時計です。時計の指す時刻を見て、質問に答えましょう。
質問の時刻は 12 時間制で、午前・午後は関係ありません。

答えは 98 ページ

❶ 2時半まであと何分？

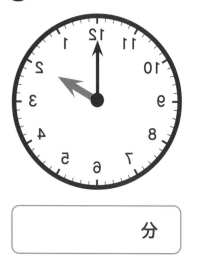

　　　　　分

❷ 9時まであと何分？

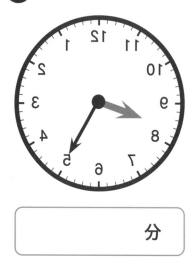

　　　　　分

❸ 12時まであと何分？

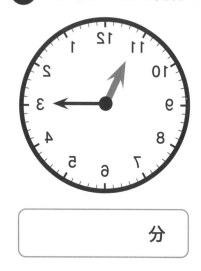

　　　　　分

❹ 7時まであと何分？

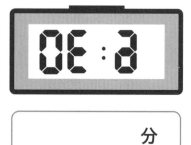

　　　　　分

❺ 9時まであと何分？

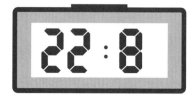

　　　　　分

❻ 12時半まであと何分？

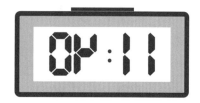

　　　　　分

❼ 5時まであと何分？

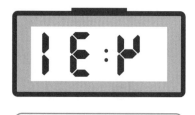

　　　　　分

❽ 5時半まであと何分？

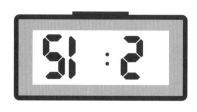

　　　　　分

❾ 1時まであと何分？

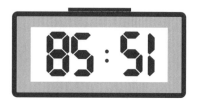

　　　　　分

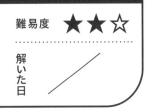

Q16

難易度 ★★☆

解いた日 ／

集中力をきたえる

目標時間 **3分30秒** かかった時間 　分　秒

正がつく熟語を書こう

正がつく熟語を完成させましょう。空いているマスに当てはまる漢字をできるだけ早く書きます。答えが複数あるものもありますが、最初にひらめいた漢字を書きましょう。 答えは99ページ

❶ しょう がつ 正□

❷ しょう ご 正□

❸ しょう じき 正□

❹ しょう み 正□

❺ しょう めん 正□

❻ せい かい 正□

❼ せい かく 正□

❽ せい ぎ 正□

❾ せい ざ 正□

❿ せい しき 正□

⓫ せい じょう 正□

⓬ まさ ゆめ 正□

⓭ かい せい □正

⓮ げん せい □正

⓯ しゅう せい □正

⓰ てい せい □正

⓱ しょう しん しょう めい 正□正□

⓲ せい さん かっ けい 正□□□

⓳ せい せい どう どう 正正□□

⓴ ひん こう ほう せい □□□正

Q14の答え ❶3 ❷64 ❸15

89

歩きながら頭の体操

ウォーキングなどの有酸素運動は、新しい記憶の作成や保持に関わる海馬の活動を高めます。同時に頭を使うことで、さまざまな部分を刺激しましょう。
頭の体操は、「目についたものの名称を逆さ読みする」以外の方法にも挑戦しましょう。

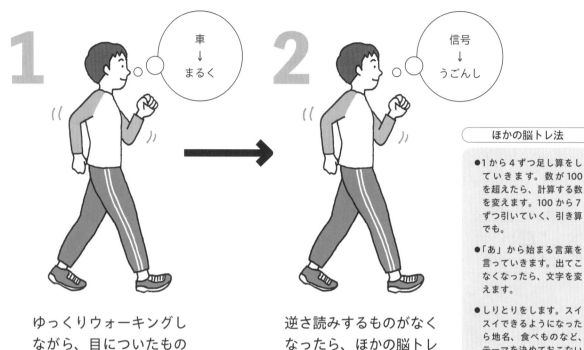

1 ゆっくりウォーキングしながら、目についたものの名称を逆さ読みします。

車
↓
まるく

2 逆さ読みするものがなくなったら、ほかの脳トレ法に変えてみましょう。

信号
↓
うごんし

ほかの脳トレ法

● 1から4ずつ足し算をしていきます。数が100を超えたら、計算する数を変えます。100から7ずつ引いていく、引き算でも。

● 「あ」から始まる言葉を言っていきます。出てこなくなったら、文字を変えます。

● しりとりをします。スイスイできるようになったら地名、食べものなど、テーマを決めておこないましょう。

もっとがんばろう！
応用編

ウォーキングに早歩きを取り入れてみましょう。
体力にあわせて、無理なくおこなってください。

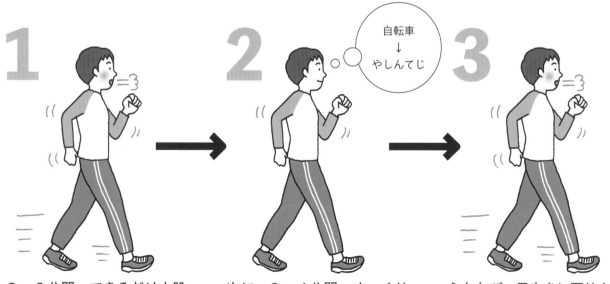

1 2〜3分間、できるだけ大股で早歩きをします。

2 次に、3〜4分間、ゆっくりウォーキングしながら、目についたものの名称を逆さ読みしていきます。

自転車
↓
やしんてじ

3 ふたたび、早歩きに戻ります。自分の体力にあわせて繰り返しましょう。

Q1

難易度　★★☆

解いた日　／

ナンバープレイス

ルールに従って1〜6の数字をマスに書き込み、すべてのマスを埋め
てパズルを完成させましょう。答えは125ページ▶

6マスナンバープレイスのルール

○タテの列とヨコの列の6マスには、1〜6の数字が1つずつ入ります。
○太枠に囲まれた2×3のブロックのなかにも、1〜6の数字が1つずつ入ります。

例

		4	2		
	5				1
	1		4		5
4		5		2	
		1		3	
6	2			4	1

➡

ヨコの列 →

タテの列 ↓

1	3	4	2	5	6
2	5	6	3	1	4
3	1	2	4	6	5
4	6	5	1	2	3
5	4	1	6	3	2
6	2	3	5	4	1

2×3の
ブロック

❶

5		1	3		6
6	4			5	2
		2	5		
3					4
		4	2		
	5				1

❷

			5		4
1		4		2	3
3			5		
		4			2
	6		1		2
4			6		

ナンバープレイス

91 ページのルールに従って 1 ～ 6 の数字をマスに書き込み、すべてのマスを埋めてパズルを完成させましょう。 答えは 125 ページ ▶

❶

1		2	4		3
	4			2	
6					4
	2			6	
		6	5		
5	1			3	2

❷

3	4		6		
2	1				5
			2		4
4		1			
1				5	3
		4		6	2

❸

	2			4	
5					1
1	6			5	2
	4			3	
4		6	2		3
	1			6	

❹

4			5		6
	2		4	1	
				3	1
6	3				
	6	2		4	
1		5			2

ナンバープレイス

ルールに従って1～9の数字をマスに書き込み、すべてのマスを埋めてパズルを完成させましょう。 答えは126ページ ▶

9マスナンバープレイスのルール

○タテの列とヨコの列の9マスには、1～9の数字が1つずつ入ります。
○太枠に囲まれた3×3のブロックのなかにも、1～9の数字が1つずつ入ります。

❶

	1		2		6		3	
9	8	2		7		6	4	1
	3		4		9	5	2	
6		5		2		7		4
	4		1		7		5	
1		7		5		8		3
	6	3	7		5		8	
2	5	9		4		3	7	6
	7		6		2		9	

❷

7		3	1	4				6
2		4			3		8	9
6	9		2	5		4		3
	1	7	5		2	3		
3		5				6		7
		9	4		7	2	5	
1		8		2	5		6	4
5	3		7			8		2
9				1	6	7		5

ナンバープレイス

93 ページのルールに従って1～9の数字をマスに書き込み、すべてのマスを埋めてパズルを完成させましょう。 **答えは126ページ** ▶

❶

9		7	5		2	3		1
	4	6	8		1	9	2	
5		1		3		4		7
8		2		9		5		3
	3		2		7		9	
7		4		8		6		2
	6		7		8		5	
	5	9		6		7	4	
1		8	4		9	2		6

❷

	2	3			9		7	5
8	9	4		2		3		6
5	1		8		3		9	
		8	6	4		5		2
	6		9		2		4	
1		2		3	5	9		
	3		1		4		8	9
4		9		7		6	2	1
7	8		2			4	5	

難易度 ★★★

解いた日

ナンバープレイス

93 ページのルールに従って1～9の数字をマスに書き込み、すべてのマスを埋めてパズルを完成させましょう。 答えは126ページ ▶

①

1			9		2			8
	5	9		3		2	4	
	2	3	4	7	5	9	1	
3			5		7			1
	6			9			7	
	7	5	3		6	8	2	
5		6	2		1	7		3
7	1	2		8		4	5	9
4		8				1		2

②

		6	4		7		8	
	1		3	5		2		9
5		4		2	9		6	
8	2	7		4		3		6
	4	3	2		1	9	5	
1		9		3		4	2	7
	7		1	6		8		5
9		5		8	4		3	
	8		5		2	6		

ナンバープレイス

93 ページのルールに従って 1〜9 の数字をマスに書き込み、すべてのマスを埋めてパズルを完成させましょう。 答えは 126 ページ ▶

❶

		6		5		9		
	2		3		7		1	
3		8	9	2	4	7		5
	3		7		5		9	
1	5	7		3		8	4	2
6	9		1		2		5	7
5		3		9		1		4
	6		4	7	8		3	
7		9		1		2		6

❷

	8	5	2	6	1	7	9	
4			3	8	7			6
7	6	2		4		3	8	1
	9	3		5		1	4	
2			1		8			5
6				4		2		7
	7		5	1	3		2	
1		8	6		4	5		9
		4		7		6		

Part 4

脳全体をきたえる

さまざまな力をきたえる、少し難度の高い問題を集めました。
目標時間内でどこまで解けるか挑戦してみましょう。

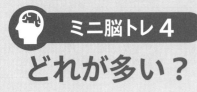

どれが多い？

A 〜 C の 3 種類のいすのなかで、どのいすがいちばん多いでしょうか？　できるだけ指を折ったりメモをしたりせずに、アルファベットで答えましょう。答えは 100 ページ

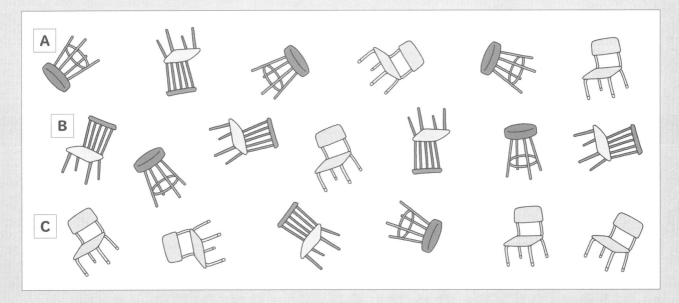

ワーキングメモリをきたえる

目標時間　3 分 30 秒　　かかった時間　　分　　秒

同じ組み合わせを探そう

A ～ F のなかに、同じ組み合わせのものが 1 組あります。どれとどれか、アルファベットで答えましょう。　答えは 100 ページ▶

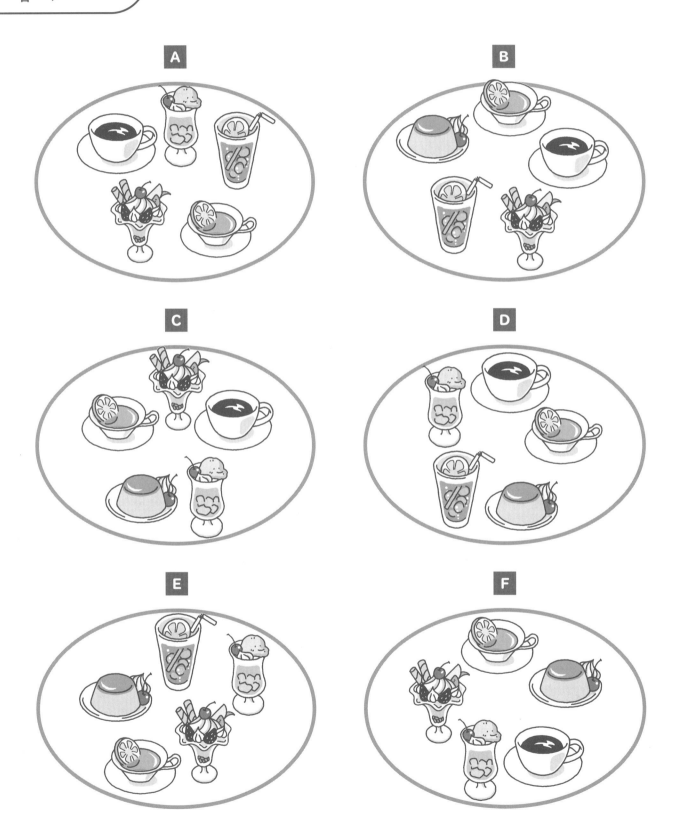

想像力をきたえる

目標時間 3分30秒　かかった時間　　分　　秒

名前を探そう

ひらがなの列を並べかえると日本の著名な人物の名前になります。その名前を漢字で答えましょう。わからないときはひらがなでもかまいません。「ょ」などの小さな文字も普通の文字と同じ大きさになっています。 答えは101ページ▶

❶ くゆわふちざき

❷ こだめつう

❸ だのがおなぶ

❹ うかさたりいごも

❺ くしよしいうとた

❻ すやくがといわえ

❼ ちのでよぐひ

❽ もよとうかりまさ

❾ ぶいちさいしわえ

❿ ふいわかちえさ

⓫ ろちほうそいだうん

⓬ なたわすばやかり

Q16の答え▶ ❶正月　❷正午　❸正直　❹正味　❺正面　❻正解　❼正確　❽正義　❾正座　❿正式　⓫正常
⓬正夢　⓭改正　⓮厳正　⓯修正　⓰訂正　⓱正真正銘　⓲正三角形　⓳正正堂堂　⓴品行方正

※一般的と思われる熟語を答えとしています。別解答があるものもあります。

Q3

ワーキングメモリをきたえる

目標時間 5分00秒　かかった時間　　分　　秒

記憶し続けられるかな？

32ページの例のように、Ⓐの式を暗算で解いて答えを覚え、覚えたら式を指で隠してください。次にⒷの質問に答えてください。最後に、Ⓒの質問への答え（Ⓐで求めた数）を解答欄に書きましょう。 答えは102ページ▶

❶ Ⓐ 15 + 3 = ?

Ⓑ 「くだものの名前」を 3つ言ってください。

Ⓒ Ⓐの答えは何？

答え

❷ Ⓐ 30 − 11 = ?

Ⓑ 「映画のタイトル」を 3つ言ってください。

Ⓒ Ⓐの答えは何？

答え

❸ Ⓐ 5 × 9 = ?

Ⓑ 来月は何月？

Ⓒ Ⓐの答えは何？

答え

❹ Ⓐ 12 ÷ 3 = ?

Ⓑ 今年の干支は？

Ⓒ Ⓐの答えは何？

答え

❺ Ⓐ 6 + 17 = ?

Ⓑ 「県庁所在地」を 3つ言ってください。

Ⓒ Ⓐの答えは何？

答え

❻ Ⓐ 22 − 7 = ?

Ⓑ 「『あ』ではじまる食べもの」を 3つ言ってください。

Ⓒ Ⓐの答えは何？

答え

❼ Ⓐ 7 × 7 = ?

Ⓑ 通っていた小学校の名前は？

Ⓒ Ⓐの答えは何？

答え

❽ Ⓐ 36 ÷ 4 = ?

Ⓑ 「春に咲く花の名前」を 3つ言ってください。

Ⓒ Ⓐの答えは何？

答え

Q4

難易度 ★★☆

解いた日 ／

想起力をきたえる

目標時間 **4分00秒**　かかった時間　　分　　秒

三字・四字熟語づくり

それぞれのヒントをもとに、❶〜❻では、リストAの漢字を使って三字熟語を作りましょう。❼〜⓬では、リストBの漢字を使って四字熟語を作りましょう。漢字はすべて1回ずつ、余すことなく使います。 答えは103ページ ▶

リストA

駐	料	卒
急	団	車
題	式	所
場	唱	問

❶ 業 [　]

❷ 救 [　]

❸ [　] 集 [　]

❹ [　] 金

❺ [　] 車 [　]

❻ 合 [　]

リストB

| 無 | 一 | 器 | 創 | 工 | 用 | 誠 | 四 | 成 | 楚 | 意 | 面 |
| 大 | 歌 | 心 | 夫 | 機 | 誠 | 転 | 天 | 心 | 意 | 地 | 晩 |

❼ 思案の末の新しい思いつき

❽ 敵に囲まれた！

❾ 気持ちを切り替えて

❿ 今は目立たないけれど……

⓫ この荷物に貼ってください

⓬ まごころを持って接します

Q2の答え ▶ ❶福沢諭吉　❷津田梅子　❸織田信長　❹西郷隆盛　❺聖徳太子　❻徳川家康　❼野口英世　❽坂本龍馬　❾渋沢栄一　❿市川房枝　⓫本田宗一郎　⓬川端康成

101

想起力をきたえる

目標時間 4 分 30 秒　かかった時間　　分　　秒

漢字クロス

50 ページの例のように、中央のマスに漢字を入れると、二字熟語が 4 つできます。中央に入る、共通する漢字を答えましょう。答えは 104 ページ ▶

❶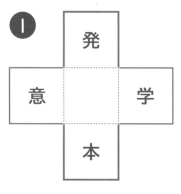
発 / 意 ・ 学 / 本

❷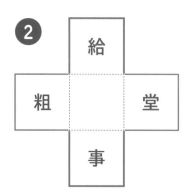
給 / 粗 ・ 堂 / 事

❸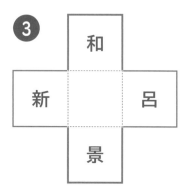
和 / 新 ・ 呂 / 景

❹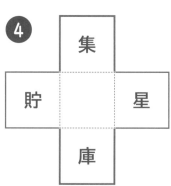
集 / 貯 ・ 星 / 庫

❺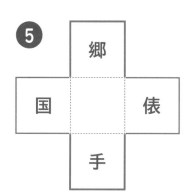
郷 / 国 ・ 俵 / 手

❻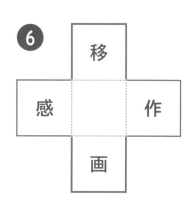
移 / 感 ・ 作 / 画

❼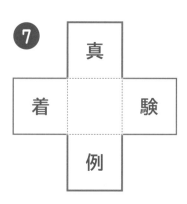
真 / 着 ・ 験 / 例

❽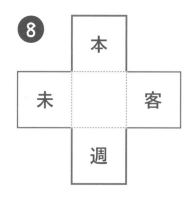
本 / 未 ・ 客 / 週

❾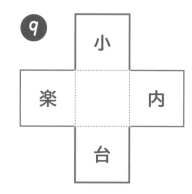
小 / 楽 ・ 内 / 台

❿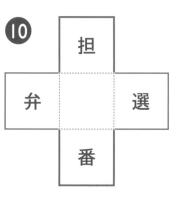
担 / 弁 ・ 選 / 番

⓫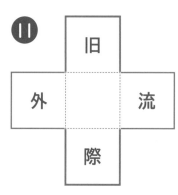
旧 / 外 ・ 流 / 際

⓬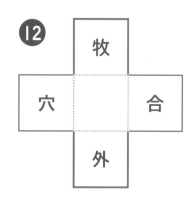
牧 / 穴 ・ 合 / 外

Q3 の答え ▶ ❶ 18　❷ 19　❸ 45　❹ 4　❺ 23　❻ 15　❼ 49　❽ 9

同じもの探し

A～Fのなかに、同じ絵が1組あります。どれとどれか、アルファベットで答えましょう。答えは105ページ▶

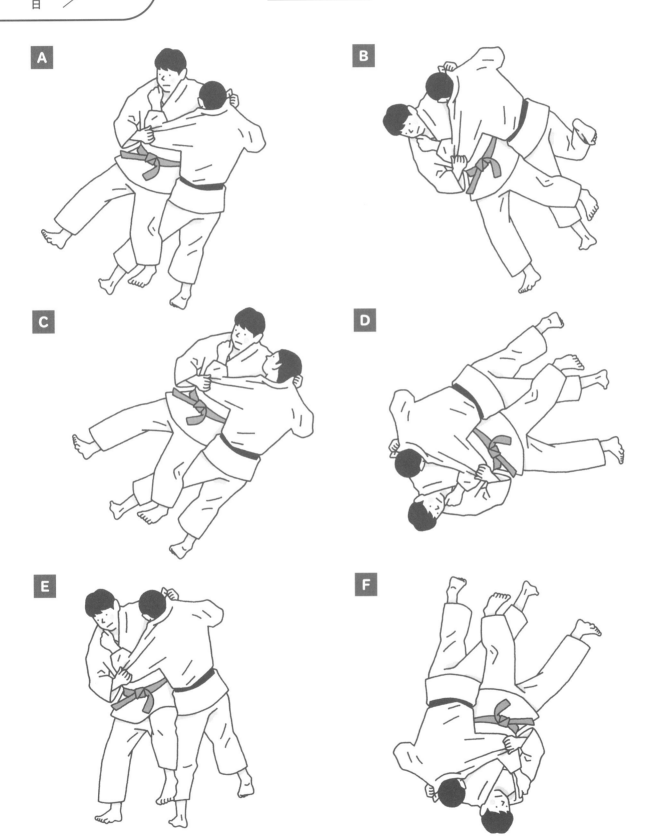

A

B

C

D

E

F

集中力をきたえる

目標時間 5 分 00 秒　かかった時間　　分　　秒

クロスワードづくり

リストの言葉を使ってクロスワードを完成させましょう。言葉は上から下、左から右に向かって入ります。「ョ」などの小さな文字も普通の文字と同じ大きさで書き入れます。　答えは 121 ページ ▶

❶ 魚の名前

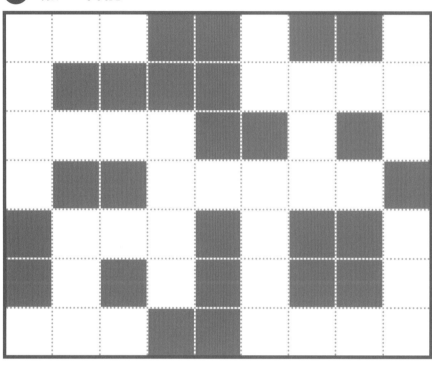

リスト

- □ タラ
- □ イトウ
- □ イワシ
- □ イワナ
- □ カツオ
- □ サヨリ
- □ スズキ
- □ ニシン
- □ アイナメ
- □ カワハギ
- □ タチウオ
- □ ハタハタ
- □ メカジキ
- □ ライギョ
- □ チンアナゴ

❷ 動物の名前

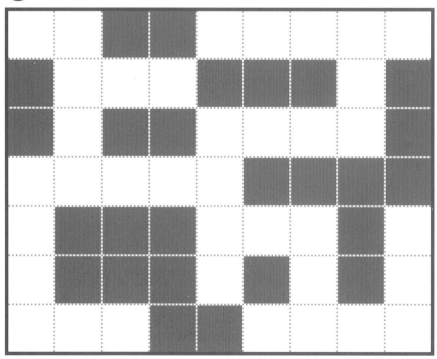

リスト

- □ トラ
- □ イタチ
- □ キリン
- □ コアラ
- □ タヌキ
- □ モグラ
- □ ラクダ
- □ インパラ
- □ カピバラ
- □ チーター
- □ チンチラ
- □ ライオン
- □ カンガルー
- □ ナマケモノ

Q5の答え　❶見　❷食　❸風　❹金　❺土　❻動　❼実　❽来　❾屋　❿当　⓫交　⓬場

Q8

難易度 ★★★

解いた日 ／

目標時間 5 分 00 秒　かかった時間 　　分　　秒

足し算パズル

それぞれの条件を満たすように点線の上に線を引き、マス目を分けましょう。
数字はすべて 1 回ずつ、余すことなく使います。 答えは 121 ページ ▶

❶ 合計が「9」となるように 2 マスずつ分ける

6	3	1	1	8	4
7	2	8	5	3	5
5	6	3	4	6	8
4	8	6	3	6	1
2	1	3	2	7	6
7	4	5	1	8	3

❷ 合計が「12」となるように 3 マスずつ分ける

9	1	2	6	9	1
8	5	5	3	8	2
1	3	2	3	1	7
7	4	6	2	3	2
3	2	1	5	6	3
5	4	3	4	4	4

❸ 合計が「17」となるように 4 マスずつ分ける

8	8	1	4	4	1
2	7	3	9	3	6
5	2	1	3	2	5
4	9	6	1	4	5
1	8	2	1	2	2
3	6	1	7	8	9

❹ 合計が「20」となるように 4 マスずつ分ける

5	2	9	8	1	2
7	6	4	2	5	3
3	9	5	7	8	2
4	1	3	9	4	6
9	4	1	3	7	4
5	3	4	8	9	8

Q6 の答え ▶ A と D

難易度 ★★★

解いた日 ／

目標時間 5分00秒　かかった時間　　分　　秒

日本レコード大賞シークワーズ

リストは昭和の日本レコード大賞受賞作品です。これらの作品名をマスから探しましょう。マスには左から右、上から下に言葉が入っています。「っ」などの小さな文字も普通の文字と同じ大きさになっています。答えは121ページ

い	よ	さ	い	か	え	こ	や	き	あ
っ	て	か	や	ぎ	り	の	わ	た	し
で	ん	さ	か	た	も	し	く	さ	ま
も	し	く	つ	き	み	の	し	か	は
ゆ	の	ら	さ	し	さ	か	そ	ば	る
め	ゆ	ば	い	つ	き	み	こ	い	し
を	う	や	ま	た	あ	う	ひ	ま	で
さ	わ	わ	に	て	ん	わ	た	な	わ
し	く	ら	め	ん	の	か	ほ	り	の
の	て	も	ゆ	あ	わ	さ	か	ら	わ

リスト

□ 君恋し（昭和36年）

□ いつでも夢を（昭和37年）

□ 柔（昭和40年）

□ 天使の誘惑（昭和43年）

□ また逢う日まで（昭和46年）

□ 喝采（昭和47年）

□ 襟裳岬（昭和49年）

□ シクラメンのかほり（昭和50年）

□ 北酒場（昭和57年）

□ 矢切の渡し（昭和58年）

難易度 ★★☆

解いた日 ／

イラスト計算

左の絵に、 A ～ D のどれを足すと、右の絵の数になるでしょう。できるだけ指を折ったり、メモをしたりせずに数えます。金魚の向きは関係ありません。

答えは 109 ページ ▶

① 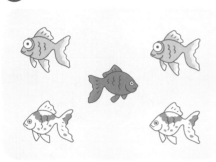 + 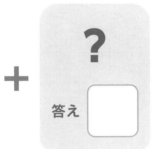 答え □ =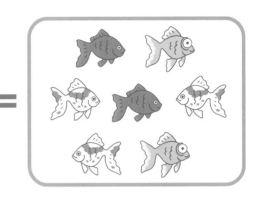

② 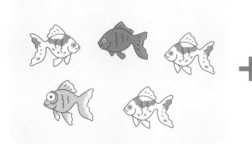 +  答え □ =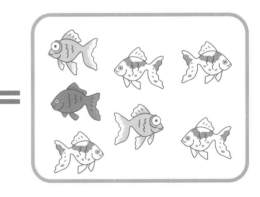

③ 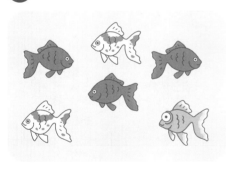 + 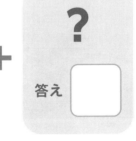 答え □ =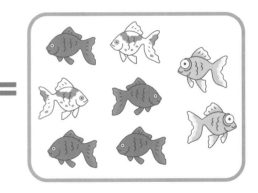

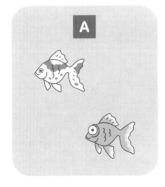

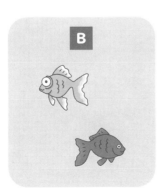

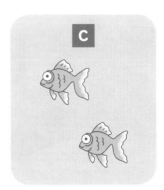

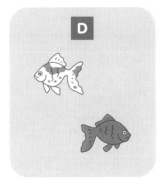

難易度 ★ ★ ★

解いた日 ／

空間認知力をきたえる

目標時間 5 分 00 秒　かかった時間　　分　　秒

同じ数のキューブはどれ？

A～Dのなかに、見本とキューブの数が同じものが1つあります。アルファベットで答えましょう。 答えは110ページ ▶

1

見本

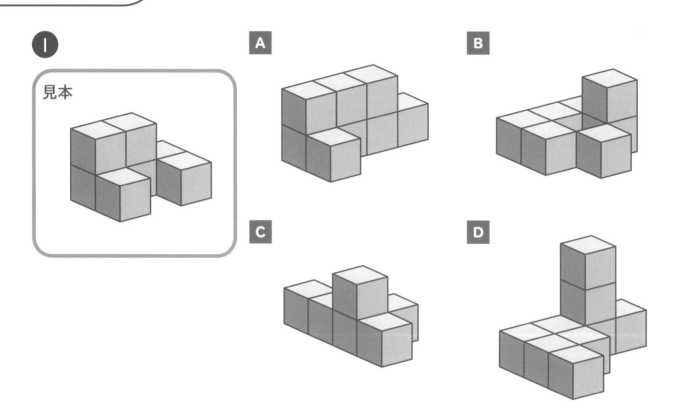

A

B

C

D

2

見本

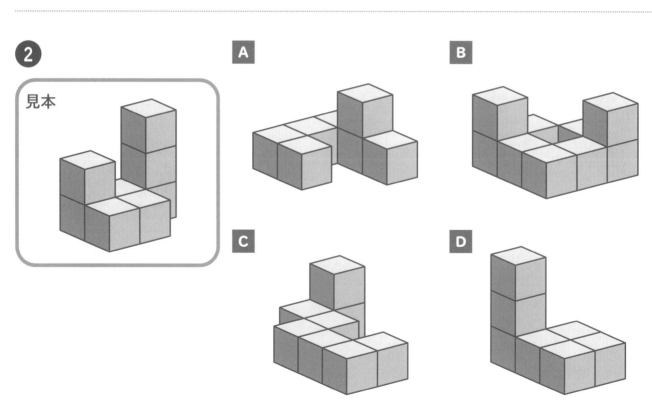

A

B

C

D

想起力をきたえる

目標時間 5分00秒　かかった時間　　分　　秒

熟語しりとり

しりとりの要領で、指定された漢字を組み合わせて二字熟語を6つ作りましょう。答えの先頭と最後尾の漢字は一度しか使いません。うまくつながるようマスを埋めてください。答えは121ページ▶

❶（使う漢字）代　離　歴　辞　職　謝

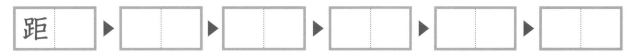

距 ▶ ☐ ▶ ☐ ▶ ☐ ▶ ☐ ▶ ☐

❷（使う漢字）量　路　計　販　時　肩

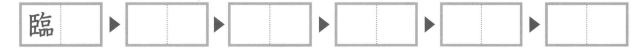

臨 ▶ ☐ ▶ ☐ ▶ ☐ ▶ ☐ ▶ ☐

❸（使う漢字）法　裏　利　則　口　技

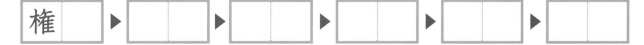

権 ▶ ☐ ▶ ☐ ▶ ☐ ▶ ☐ ▶ ☐

❹（使う漢字）別　厳　識　正　認　冊

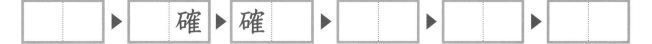

☐ ▶ ☐確 ▶ 確☐ ▶ ☐ ▶ ☐ ▶ ☐

❺（使う漢字）合　首　根　羽　都　場

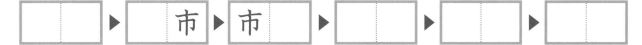

☐ ▶ ☐市 ▶ 市☐ ▶ ☐ ▶ ☐ ▶ ☐

❻（使う漢字）部　姿　敷　学　容　屋

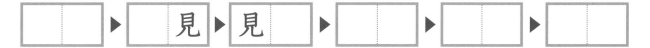

☐ ▶ ☐見 ▶ 見☐ ▶ ☐ ▶ ☐ ▶ ☐

Q10の答え ▶ ❶ D　❷ A　❸ B

挑戦！ 難問パズル

最後に難度が高めのクロスワードや、ナンクロに挑戦しましょう。想起力や集中力がきたえられます。

Q1

難易度 ★★★

解いた日 ／

クロスワード

タテのカギ、ヨコのカギをヒントに、カタカナでマスを埋めていきましょう。「っ」や「ゅ」などの小さな文字も普通の文字と同じ大きさで書き入れます。すべてのマスを埋めたら、アルファベットが書かれたマスに入っている文字を解答欄に書きましょう。答えは127ページ▶

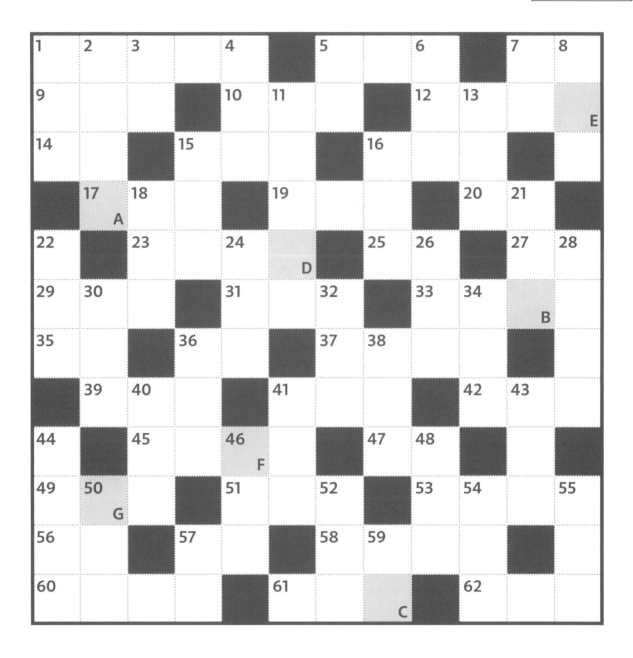

答え

	A	B	C	D	E	F	G

タテのカギ

1 山のすそ部分

2 砂漠にある、水が湧き草木が生えた場所

3 アルファベットの9番目

4 アーティストの生演奏

5 残りものには〇〇がある

6 〇〇〇点は、文章に打つ「。」と「、」のこと

7 指圧したり、お灸をすえたり

8 「西洋将棋」とも言う

11 鉄道やバスの起点・終点

13 12星座で、獅子と天秤の間

15 水泳の折り返し

16 オットセイに似た海の生きもの

18 複雑に入りくんだ、三陸の〇〇〇海岸

21 わんこそばの本場

22 2月が29日まである〇〇〇年

24 占い師が読む生命線や感情線

26 ゴルフで、ボールをのせる小さな台

28 「体」や「仁」の部首

30 遠くまで見渡せる〇〇〇な視界

32 料理などをのせる、浅い皿形のお盆

34 2人用のベッドは〇〇〇ベッド

36 達成したい最低限の仕事量

38 〇〇〇ロード＝絹の道

40 雀〇〇〇まで踊りを忘れず

41 「ゲンジ」と「ヘイケ」がいる昆虫

43 一晩中眠らずに作業

44 相撲で、十両以上の力士の敬称

46 番組出演者の控え室

48 幼なじみのことを表す「〇〇〇の友」

50 物真似が得意な、インコより大形の鳥

52 ルーム〇〇〇で後続車を確認

54 すぐわかるよう、付箋やマーカーでつける

55 Sで示す方角

57 始皇帝が治めた王朝

59 名コンビは〇〇ピッタリ

ヨコのカギ

1 トリュフ、キャビアと並ぶ世界三大珍味

5 雑誌についているバッグやポーチ

7 よく肥えていると作物がよく育つ

9 イースター島にある巨大な石像

10 業務を他社に依頼すること

12 サイレンを聞いた犬が「ワオーン」

14 名古屋市は政令指定〇〇のひとつ

15 そのことには触れちゃダメ！

16 卓球やテニスで、球がラインの外に出ること

17 映像が立体的に見える〇〇〇D映画

19 お祭りで担ぐ、神様の乗りもの

20 兄弟姉妹の娘

23 情報を集めるため張り巡らせる

25 活力の源。いい本は心の〇〇になる

27 『ピーター・パン』で、フック船長が恐れる

29 照度の単位

31 砂糖はシュガー、では塩は？

33 足が速いとされる、仏教の神様

35 ゴーヤやカボチャはこの仲間

36 翁や般若の面をつけて舞う伝統芸能

37 バレーで、サーブを受け返すこと

39 アンデルセン童話『みにくい〇〇〇の子』

41 演劇や演奏会をおこなう大広間

42 万物〇〇〇。この世のすべては常に変化すること

45 内務大臣や内閣総理大臣などを歴任した〇〇〇〇有朋

47 秘密を守る人は堅い

49 「あの時は……」とたどる

51 「胡桃」と書く木の実

53 誰かにウワサをされると出る？

56 牛や馬を数える語

57 ななめ。〇〇に構える

58 お互いに実力を認める好敵手

60 空港などの送迎用バス

61 誕生日にロウソクを立てる

62 休みの日に没頭したい、読書や映画鑑賞

漢字クロスワードジクソー

A~Mのピースを組み合わせて漢字のクロスワードを作ってください。最後に、使わずに残ったピースのアルファベットを答えましょう。 答えは127ページ▶

答え

A
直 線
滑

B
門
青

C
意 姓
有

D
上
少 数

E
超
特 義

F
文 学
校

G
金 星

H
降 下
剋

I
一
名 詞
判

J
急
断 専

K
固
地
独

L
行
最
年

M
助 走
成

漢字クロスワードジクソー

A～Mのピースを組み合わせて漢字のクロスワードを作ってください。最後に、使わずに残ったピースのアルファベットを答えましょう。 答えは127ページ ▶

答え

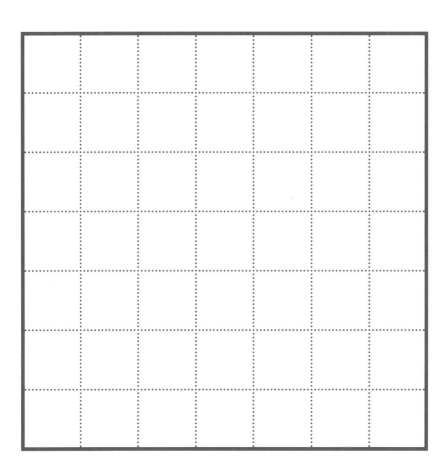

A
所
日
中

B
所
離 帯

健 体
C 験

D
線
例
主

E
有 権
者

開 花
F 業

G 養
央 分

食
金
近
H

I 談
不 同

融
J
医 大

育 順
K 紅

L 延
長
前

保 存
M
料

難易度 ★★★

解いた日 ／

くるくる熟語しりとり

右上からスタートし「俳優→優越感」のように、パーツをうまく当てはめて時計回りに熟語のしりとりを完成させてください。できる熟語は2〜4字で、パーツは回転させずそのままの向きで使います。二重マスが熟語の重なる部分です。最後に、使われずに残ったパーツが答えです。 答えは127ページ ▶

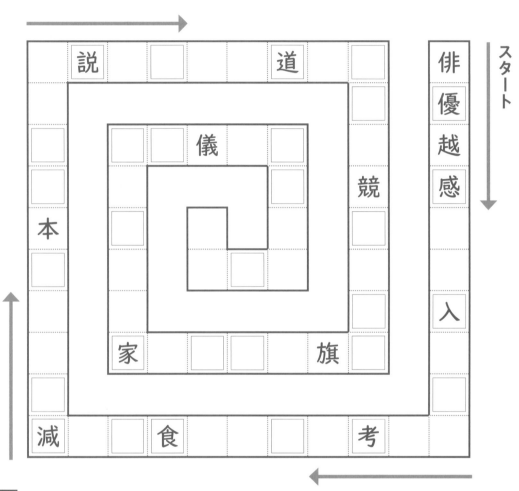

パーツ

交外	案内	号信	学古	代行	談相
明文	給校	加塩	作法	武両	選類
数少	教庭	見意	陸上	合格	派手	情移
小編	技巧	範師	人生	門書	長市	室話

難易度 ★★★

解いた日　／

くるくる熟語しりとり

右上からスタートし「最初→初対面」のように、パーツをうまく当てはめて時計回りに熟語のしりとりを完成させてください。できる熟語は2〜4字で、パーツは回転させずそのままの向きで使います。二重マスが熟語の重なる部分です。最後に、使われずに残ったパーツが答えです。答えは127ページ

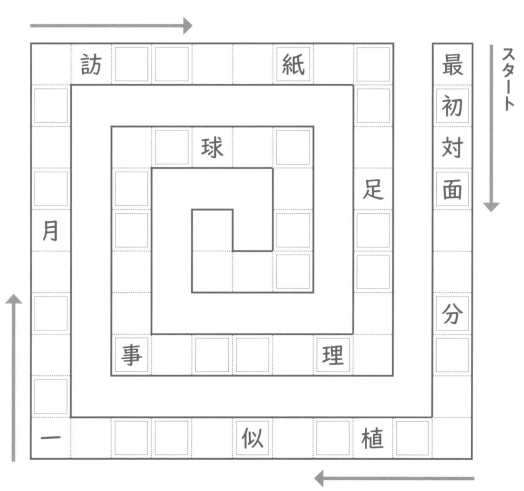

パーツ

尽不　環境　問答　真物　仕力　動活

案用　絵顔　籍地　機心　面路　風船

頭寒　華料　白半　年生　界線　無実　車電

校転　成功　敬表　本根　課日　熱中　野外

Q6

難易度 ★★★

解いた日 ／

ジャンボナンクロ

すでに 2 や 19 のマスに入っている「生」や「自」などのように、漢字をマスに入れて熟語を作り、クロスワードを完成させましょう。同じ数字のマスには同じ文字が入ります。最後に、解答欄の数字の文字でできる言葉を 2 つ答えてください。 答えは128ページ ▶

50 穏	40 無	52		夜	45	38	口	17	央	8	権	13		晦
凡		関	肉	36		52		42	37		47		46	38
	43 一	10	4	35		16	53	樹	41		経	5 劣	3		26
32	式		5		兼		37		23 不	39		45		16	24	37
51		38		54	48	医		27	29		4		15	12		48
32	多	31	35		農		30	26		44	級	46 庫		1	界
銘		獣	43 一	12	総	27		芝	2 生		8		9	議
	虚	10	50	18		8	絶		5	速	飲	20		偉
16	11		33		22		43 一	1	43 一	9		41	36		主	38
49		没	19 自	21	19 自	22		39		12		26	19 自	35
41	35	53	差		証	上	35		6	52	17		12	皆
13		渉		23 不	28	瞭	感	3		使		49	20	46
44	34		恩		15		1		44	術	20	語		14		4
	4	43 一	38	26		55	9	記	26		38		7		6	48
厳		対		30	休		53		質	42		40 無	駄	52		団
32	42	43 一	遍		44	長	9	行		31	34	38		48	45	35

1	2	3	4	5	6	7	8	9	10	11	12	13	14	15	16	17
	生															

29	30	31	32	33	34	35	36	37	38	39	40	41	42	43	44	45
											無			一		

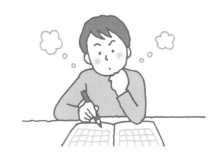

かなり大きな漢字クロスワードの盤面です。

33	■	都	34	2 生	活	■	門	24	23 不	27	■	24	16	30	■	47
42	写	■	話	■	38	10	25	■	50	■	美	52	■	25	磁	18
■	51	43	46	字	■	眼	■	部	21	33	36	■	率	42	■	道
27	■	一	般	■	35	24	■	36	子	■	12	具	■	結	47	■
■	23 不	49	32	■	53	通	52	情	■	19 自	■	35	17	■	4	13
5	■	54	■	注	46	■	9	■	46	28	54	3	■	全	■	義
37	派	■	30	■	15	11	■	44	才	■	拓	■	39	16	13	11
■	2 生	55	月	33	■	38	18	者	■	50	25	林	■	各	■	21
49	■	百	■	27	2 生	■	21	■	32	常	■	25	30	25	■	消
50	均	55	齢	■	51	実	43 一	路	■	10	機	■	48	■	3	47
40 無	■	17	■	15	31	■	新	以	■	29	26	■	22	■	■	11
私	20	37	■	目	25	■	25	7	6	■	作	■	屋	24	8	34
■	途	17	7	14	■	11	14	■	4	■	39	法	40 無	■	社	
41	25	■	26	■	6	■	17	1	46	44	■	52	52	26	26	
■	域	24	■	来	44	55	■	45	■	説	28	■	務	■	11	言
操	■	31	見	1	■	7	降	18	37	■	白	26	12	電	■	29

18	19	20	21	22	23	24	25	26	27	28
	自				不					

46	47	48	49	50	51	52	53	54	55

答え

41	22	27	1

答え

49	28	32	13

不等号ナンプレ

41ページの例に従って不等号が示す関係が成り立つように、タテとヨコの列それぞれに1～6の数字を重複しないように入れましょう。

答えは127ページ▶

❶

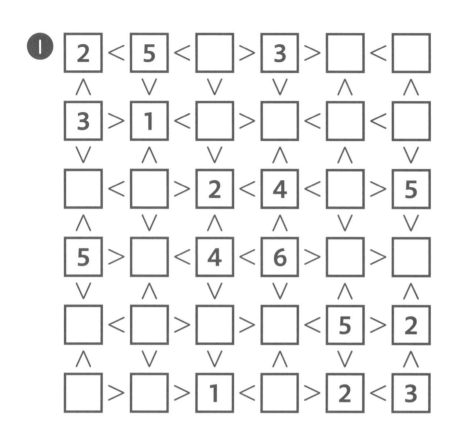

❷

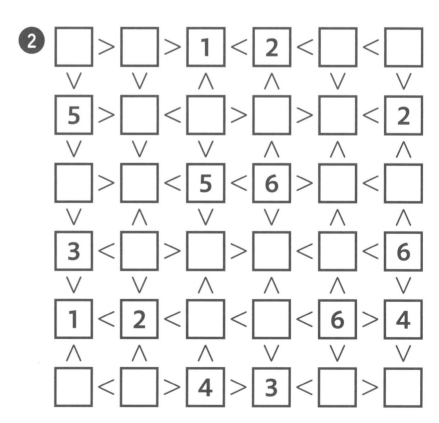

イラスト問題・パズルの答え

巻頭カラー 3ページ **Q2**

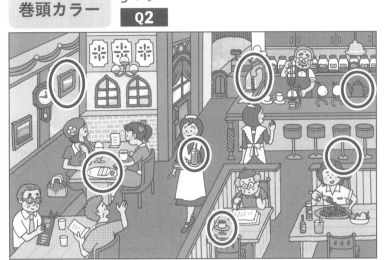

5ページ **Q4**

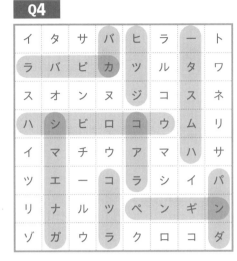

10ページ **Q9**

❶ いちばん下の葉

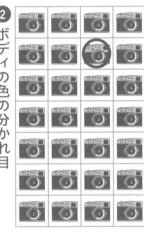

❷ ボディの色の分かれ目

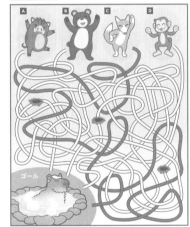

13ページ **Q12** C

Part 1

31ページ **Q8**

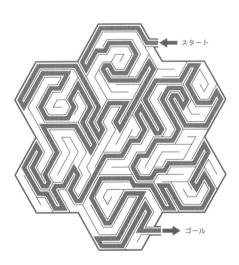

35ページ **Q12**

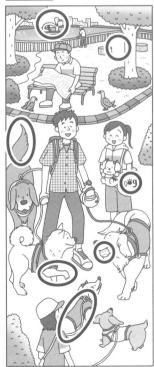

Part 2

46ページ **Q3**

❶ 頭の羽角の形

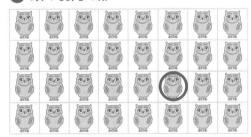

❷ 目元の形

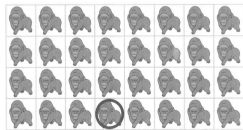

51ページ
Q8

①
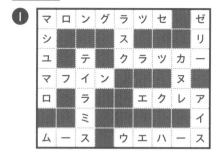

②
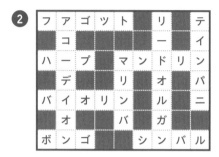

55ページ
Q12

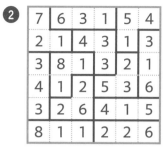

58ページ
Q15

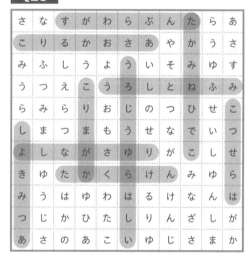

59ページ
Q16

① 操縦▶縦横▶横顔▶顔料▶料金▶金貨

② 眼光▶光沢▶沢山▶山道▶道化▶化粧

③ 堤防▶防寒▶寒天▶天井▶井戸▶戸籍

④ 激変▶変革▶革靴▶靴下▶下校▶校庭

⑤ 住居▶居候▶候補▶補整▶整備▶備蓄

⑥ 助言▶言葉▶葉書▶書店▶店売▶売却

Part 3　74ページ　**Q1**

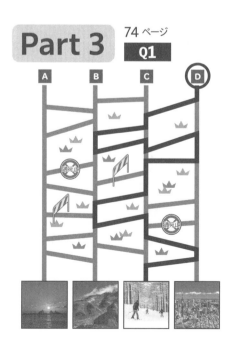

76ページ
Q3　左上のもみじの位置

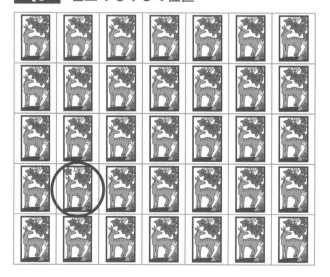

Q8

①
1	2	5	3	4	5
6	3	5	2	6	2
4	4	6	1	1	3
3	5	2	6	1	4
5	6	1	6	5	2
2	1	4	3	6	1

②
8	6	3	5	2	4
4	2	9	7	8	9
5	3	1	2	5	3
6	9	4	3	4	2
7	2	3	7	7	6
1	6	4	5	5	1

③
5	5	7	3	6	2
9	4	2	1	4	3
3	6	4	5	4	1
1	8	2	4	1	5
3	3	1	4	2	7
2	7	6	1	4	9

④
9	8	5	7	4	1
3	4	2	6	2	9
1	6	7	9	3	6
7	2	1	4	3	4
3	1	4	8	5	8
8	5	2	1	6	7

Q10

①
ヒ	マ	ワ	リ		サ	ル	ビ	ア
ヤ				パ		ピ		
シ	ク	ラ	メ	ン		ナ		キ
ン		ベ		ジ	ャ	ス	ミ	ン
ス		ン		ー				セ
		ダ			ボ	タ	ン	
ス	イ	ー	ト	ピ	ー			カ

②
ユ			ウ	グ	イ	ス		フ
リ			ミ			ズ		ク
カ	ツ	コ	ウ			メ	ジ	ロ
モ		ウ						ウ
メ		ノ			イ	カ	ル	
			ト	ウ	ネ	ン		
ヒ	バ	リ			コ	マ	ド	リ

Part 4

104ページ

Q7

①
カ	ツ	オ			タ			サ
ワ					ラ	イ	ギ	ヨ
ハ	タ	ハ	タ			ワ		リ
ギ			チ	ン	ア	ナ	ゴ	
		イ	ト	ウ		イ		ス
		ワ		オ		ナ		ズ
ニ	シ	ン			メ	カ	ジ	キ

②
ト	ラ			ナ	マ	ケ	モ	ノ
	イ	タ	チ				グ	
	オ			チ	ン	チ	ラ	
カ	ン	ガ	ル	ー				
ピ				タ	ヌ	キ		コ
バ					ー		リ	ア
ラ	ク	ダ			イ	ン	パ	ラ

105ページ

Q8

①
6	3	1	1	8	4
7	2	8	5	3	5
5	6	3	4	6	8
4	8	6	3	6	1
2	1	3	2	7	6
7	4	5	1	8	3

②
9	1	2	6	9	1
8	5	5	3	8	2
1	3	2	3	1	7
7	4	6	2	3	2
3	2	1	5	6	3
5	4	3	4	4	4

③
8	8	1	4	4	1
2	7	3	9	3	6
5	2	1	3	2	5
4	9	6	1	4	5
1	8	2	1	2	2
3	6	1	7	8	9

④
5	2	9	8	1	2
7	6	4	2	5	3
3	9	5	7	8	2
4	1	3	9	4	6
9	4	1	2	7	4
5	3	4	8	9	8

106ページ

Q9

い	よ	さ	い	か	え	こ	や	き	あ
つ	て	か	や	ぎ	り	の	わ	た	し
で	ん	さ	か	た	も	し	く	さ	ま
も	し	く	つ	き	み	の	し	か	は
ゆ	の	ら	し	さ	し	か	そ	ば	る
め	ゆ	ば	い	つ	き	み	こ	い	し
を	う	や	ま	た	あ	う	ひ	ま	で
さ	わ	わ	に	て	ん	わ	た	な	わ
し	く	ら	め	ん	の	か	ほ	り	の
の	て	も	ゆ	あ	わ	さ	か	ら	わ

109ページ

Q12

① 距離▶離職▶職歴▶歴代▶代謝▶謝辞

② 臨時▶時計▶計量▶量販▶販路▶路肩

③ 権利▶利口▶口裏▶裏技▶技法▶法則

④ 厳正▶正確▶確認▶認識▶識別▶別冊

⑤ 首都▶都市▶市場▶場合▶合羽▶羽根

⑥ 容姿▶姿見▶見学▶学部▶部屋▶屋敷

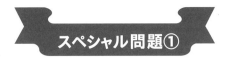

大量間違い探しの答え

66 ページ
Q2

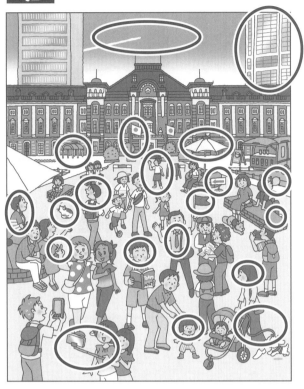

68 ページ
Q3

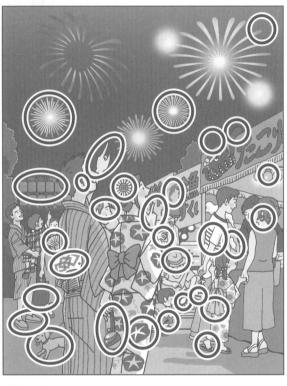

70 ページ
Q4

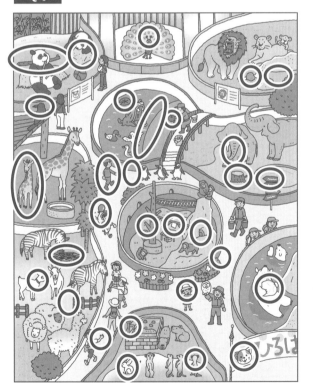

65 ページ
Q1

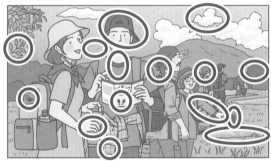

72 ページ
Q5

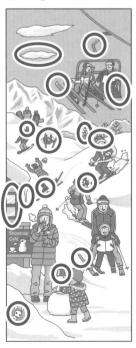

チャレンジパズルの答え

チャレンジパズル①

39ページ Q1

モ	モ	タ	ロ	ウ	メ	ボ	シ	ヤ
ン	キ	ヤ	セ	ン	キ	ヨ	ウ	モ
オ	ユ	ア	メ	リ	カ	ン	キ	ジ
ク	キ	ラ	ン	ド	ロ	キ	ヒ	ヤ
チ	ニ	ブ	バ	コ	ダ	ツ	ヨ	ン
イ	マ	タ	ミ	ゴ	ン	ボ	コ	グ
ノ	サ	ミ	ミ	ウ	ズ	ミ	ウ	ル
ク	ノ	ト	ー	ピ	リ	ト	ノ	ジ
イ	ラ	ト	ス	ヤ	エ	イ	カ	ム

A	B	C
オ	コ	ノ
D	**E**	**F**
ミ	ヤ	キ

40ページ Q2

ヘ	イ	セ	イ	チ	ゴ	ー	グ	ル
ン	ポ	イ	ン	ト	リ	オ	リ	ス
タ	リ	ア	サ	ツ	テ	ビ	ガ	バ
リ	ク	ヨ	ウ	サ	ン	ヨ	ミ	ン
キ	ユ	チ	タ	エ	カ	ウ	チ	デ
サ	シ	ン	コ	ボ	マ	シ	シ	ン
ラ	ゲ	エ	ウ	ユ	ウ	ヨ	ル	ワ
ム	ア	チ	ウ	ボ	ー	レ	ベ	サ
ズ	リ	タ	ワ	ナ	ツ	ユ	ジ	ビ

A	B	C
チ	ュ	ウ
D	**E**	**F**
ガ	エ	リ

41ページ Q3

❶

```
2 < 4 > 3 > 1
^   v   v   ^
4 > 2 > 1 < 3
v   v   ^   ^
3 > 1 < 2 < 4
v   ^   ^   v
1 < 3 < 4 > 2
```

❷

```
1 < 3 > 2 < 4
^   ^   v   v
3 > 1 < 4 > 2
v   v   ^   ^
4 > 2 < 3 > 1
v   v   ^   v
2 < 4 > 1 < 3
```

❸

```
4 > 1 < 3 > 2
v   ^   v   ^
2 < 3 > 1 < 4
v   v   ^   v
1 < 2 < 4 > 3
v   ^   ^   v
3 < 4 > 2 > 1
```

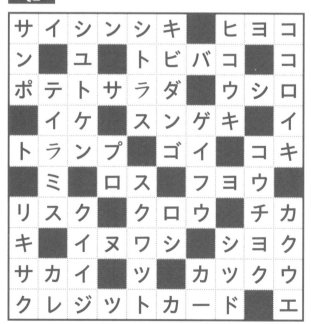

42 ページ

Q4

❶
3	>	1	<	2	<	4	<	5
v		^		^		v		v
2	<	4	<	5	>	3	>	1
v		v		v		^		^
1	<	5	>	4	>	2	<	3
^		v		v		^		v
5	>	2	<	3	>	1	<	4
v		^		v		^		v
4	>	3	>	1	<	5	>	2

❷
5	>	3	>	1	<	2	<	4
v		v		^		^		v
4	>	1	<	3	<	5	>	2
v		v		v		v		^
2	<	4	<	5	>	3	>	1
v		v		v		^		v
1	<	5	>	2	<	4	>	3
v		v		^		v		^
3	>	2	<	4	>	1	<	5

❸
2	<	3	>	1	<	4	<	5
^		^		^		v		^
3	<	5	>	4	>	1	<	2
v		v		v		^		v
1	<	4	>	2	<	5	>	3
^		v		^		^		v
5	>	1	<	3	>	2	<	4
v		^		v		^		v
4	>	2	<	5	>	3	>	1

❹
4	>	2	>	1	<	5	>	3
v		^		^		v		v
2	<	4	<	5	>	3	>	1
v		v		v		v		^
1	<	5	>	3	<	4	>	2
^		v		v		v		^
3	>	1	<	4	>	2	<	5
^		^		v		^		v
5	>	3	>	2	>	1	<	4

チャレンジパズル②

61 ページ

Q1

サ	イ	シ	ン	シ	キ	■	ヒ	ヨ	コ
ン	■	ユ	■	ト	ビ	バ	コ	■	コ
ポ	テ	ト	サ	ラ	ダ	■	ウ	シ	ロ
■	イ	ケ	■	ス	ン	ゲ	キ	■	イ
ト	ラ	ン	プ	■	ゴ	イ	■	コ	キ
ミ	■	ロ	ス	■	フ	ヨ	ウ	■	■
リ	ス	ク	■	ク	ロ	ウ	■	チ	カ
キ	■	イ	ヌ	ワ	シ	■	シ	ヨ	ク
サ	カ	イ	■	ツ	■	カ	ッ	ク	ウ
ク	レ	ジ	ッ	ト	カ	ー	ド	■	エ

1	2	3	4	5	6	7	8
ラ	キ	ウ	カ	サ	コ	ク	ン

9	10	11	12	13	14	15
ス	ト	ロ	ツ	イ	シ	ヨ

62 ページ

Q2

大	胆	不	敵	■	同	乗	■	街	道
都	■	備	■	斜	■	用	水	路	■
会	心	■	路	面	電	車	■	樹	立
■	意	固	地	■	卓	■	野	■	身
電	気	■	裏	道	■	門	外	不	出
動	■	拡	■	徳	用	■	活	■	世
■	一	大	決	心	■	不	動	産	■
地	面	■	断	■	会	得	■	地	中
下	■	動	力	源	■	意	外	■	立
水	産	物	■	流	出	■	出	入	国

1	2	3	4	5	6	7	8	9	10	11
出	断	用	道	電	乗	源	意	産	心	動

12	13	14	15	16	17	18	19	20	21
立	会	国	外	不	路	大	面	水	地

63 ページ
Q3

ウ	メ	タ	テ	チ	■	フ	ユ	■	テ
チ	ン	チ	ラ	■	ド	ウ	メ	ダ	ル
ユ	ミ	■	ス	ベ	テ	■	ウ	■	テ
ウ	ツ	シ	■	ス	■	リ	ツ	ト	ル
ヒ	■	ホ	ツ	ト	パ	ン	ツ	■	ボ
コ	メ	ン	ト	■	ス	キ	■	ト	ウ
ウ	■	キ	メ	イ	■	オ	ガ	ク	ズ
シ	ユ	ン	■	チ	ヨ	ウ	セ	イ	■
■	オ	■	エ	イ	■	ヘ	■	ガ	カ
イ	ケ	ガ	キ	■	デ	ン	シ	オ	ン

1	2	3	4	5	6	7	8
ル	ト	イ	ユ	ン	ス	ツ	キ

9	10	11	12	13	14	15
メ	ガ	オ	テ	ウ	チ	シ

64 ページ
Q4

合	唱	■	学	用	品	■	国	公	立
格	■	主	力	■	行	列	■	用	■
発	起	人	■	出	方	■	食	文	化
表	■	公	演	■	正	義	感	■	学
■	旅	■	出	発	■	理	■	集	結
流	行	作	家	■	他	人	事	■	合
星	■	品	■	化	■	情	■	議	■
群	集	■	出	身	校	■	食	事	代
■	中	学	生	■	正	当	■	進	■
努	力	■	地	理	■	人	生	行	路

1	2	3	4	5	6	7	8	9	10	11
食	理	感	星	学	行	合	公	正	発	校

12	13	14	15	16	17	18	19	20	21
品	用	力	出	集	化	家	事	生	人

チャレンジパズル③

91 ページ
Q1

❶

5	2	1	3	4	6
6	4	3	1	5	2
4	6	2	5	3	1
3	1	5	6	2	4
1	3	4	2	6	5
2	5	6	4	1	3

❷

2	3	5	1	6	4
1	4	6	2	3	5
3	1	2	5	4	6
6	5	4	3	1	2
5	6	1	4	2	3
4	2	3	6	5	1

92 ページ
Q2

❶

1	6	2	4	5	3
3	4	5	1	2	6
6	5	3	2	1	4
4	2	1	3	6	5
2	3	6	5	4	1
5	1	4	6	3	2

❷

3	4	5	6	2	1
2	1	6	3	4	5
6	5	3	2	1	4
4	2	1	5	3	6
1	6	2	4	5	3
5	3	4	1	6	2

❸

6	2	1	3	4	5
5	3	4	6	2	1
1	6	3	4	5	2
2	4	5	1	3	6
4	5	6	2	1	3
3	1	2	5	6	4

❹

4	1	3	5	2	6
5	2	6	4	1	3
2	5	4	6	3	1
6	3	1	2	5	4
3	6	2	1	4	5
1	4	5	3	6	2

93 ページ
Q3 ❶

5	1	4	2	8	6	9	3	7
9	8	2	5	7	3	6	4	1
7	3	6	4	1	9	5	2	8
6	9	5	3	2	8	7	1	4
3	4	8	1	6	7	2	5	9
1	2	7	9	5	4	8	6	3
4	6	3	7	9	5	1	8	2
2	5	9	8	4	1	3	7	6
8	7	1	6	3	2	4	9	5

❷

7	8	3	1	4	9	5	2	6
2	5	4	6	7	3	1	8	9
6	9	1	2	5	8	4	7	3
4	1	7	5	6	2	3	9	8
3	2	5	9	8	1	6	4	7
8	6	9	4	3	7	2	5	1
1	7	8	3	2	5	9	6	4
5	3	6	7	9	4	8	1	2
9	4	2	8	1	6	7	3	5

94 ページ
Q4 ❶

9	8	7	5	4	2	3	6	1
3	4	6	8	7	1	9	2	5
5	2	1	9	3	6	4	8	7
8	1	2	6	9	4	5	7	3
6	3	5	2	1	7	8	9	4
7	9	4	3	8	5	6	1	2
4	6	3	7	2	8	1	5	9
2	5	9	1	6	3	7	4	8
1	7	8	4	5	9	2	3	6

❷

6	2	3	4	1	9	8	7	5
8	9	4	5	2	7	3	1	6
5	1	7	8	6	3	2	9	4
9	7	8	6	4	1	5	3	2
3	6	5	9	8	2	1	4	7
1	4	2	7	3	5	9	6	8
2	3	6	1	5	4	7	8	9
4	5	9	3	7	8	6	2	1
7	8	1	2	9	6	4	5	3

95 ページ
Q5 ❶

1	4	7	9	6	2	5	3	8
6	5	9	1	3	8	2	4	7
8	2	3	4	7	5	9	1	6
3	8	4	5	2	7	6	9	1
2	6	1	8	9	4	3	7	5
9	7	5	3	1	6	8	2	4
5	9	6	2	4	1	7	8	3
7	1	2	6	8	3	4	5	9
4	3	8	7	5	9	1	6	2

❷

2	9	6	4	1	7	5	8	3
7	1	8	3	5	6	2	4	9
5	3	4	8	2	9	7	6	1
8	2	7	9	4	5	3	1	6
6	4	3	2	7	1	9	5	8
1	5	9	6	3	8	4	2	7
4	7	2	1	6	3	8	9	5
9	6	5	7	8	4	1	3	2
3	8	1	5	9	2	6	7	4

96 ページ
Q6 ❶

4	7	6	8	5	1	9	2	3
9	2	5	3	6	7	4	1	8
3	1	8	9	2	4	7	6	5
8	3	2	7	4	5	6	9	1
1	5	7	6	3	9	8	4	2
6	9	4	1	8	2	3	5	7
5	8	3	2	9	6	1	7	4
2	6	1	4	7	8	5	3	9
7	4	9	5	1	3	2	8	6

❷

3	8	5	2	6	1	7	9	4
4	1	9	3	8	7	2	5	6
7	6	2	9	4	5	3	8	1
8	9	3	7	5	6	1	4	2
2	4	7	1	3	8	9	6	5
6	5	1	4	9	2	8	3	7
9	7	6	5	1	3	4	2	8
1	3	8	6	2	4	5	7	9
5	2	4	8	7	9	6	1	3

110ページ
Q1

A	B	C	D	E	F	G
ス	テ	キ	ナ	エ	ガ	オ

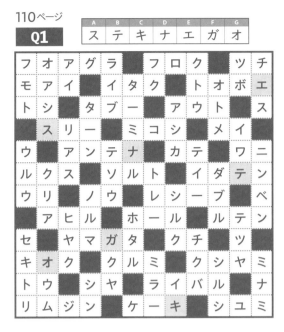

112ページ
Q2　E

113ページ
Q3　I

114ページ
Q4　合格

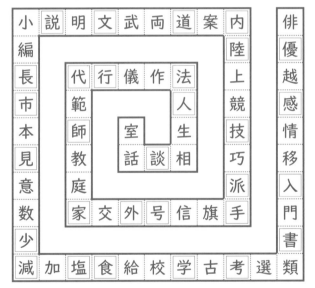

115ページ
Q5　成功

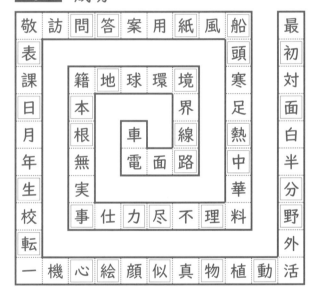

118ページ
Q7

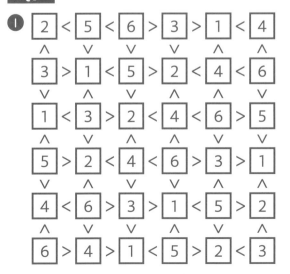

❶
2	<	5	<	6	>	3	>	1	<	4
∧		∨		∨		∨		∧		∨
3	>	1	<	5	>	2	<	4	<	6
∨		∧		∨		∧		∨		∨
1	<	3	>	2	<	4	<	6	>	5
								∧		
5	>	2	<	4	<	6	>	3	>	1
						∧				
4	<	6	>	3	>	1	<	5	>	2
∧				∧				∧		
6	>	4	>	1	<	5	>	2	<	3

❷
6	>	4	>	1	<	2	<	3	<	5
∨		∨		∨		∧		∨		∨
5	>	3	<	6	>	4	>	1	<	2
∨		∨		∧		∧		∧		∧
4	>	1	<	5	<	6	>	2	<	3
3	<	5	>	2	>	1	<	4	<	6
1	<	2	<	3	<	5	<	6	>	4
∧				∧				∧		
2	<	6	>	4	>	3	<	5	>	1

127

Q6

41	22	27	1
立	身	出	世

49	28	32	13
公	明	正	大

平	穏	無	事		夜	間	人	口		中	央	集	権		大	晦	日		都	会	生	活		門	外	不	出		外	国	産		合
凡	関	肉	食	事		直	流		合		文	人		直	写		話		人	心	地	平		美	事		地	磁	気
	一	心	同	体		国	交	樹	立		経	時	劣	化		物		真	一	文	字		眼		部	分	日	食		率	直		道
正	式		時		兼		流		不	戦		間		国	外	流	出		般		体	外		食		子		家	具		結	合
真		人	開	業	医		出	動	同		書	家		業		不	公	正		交	通	事	情		自		体	中		同	大
正	多	面	体		農	産	物		学	級	文	庫		世	界	時		開		注	文		代		文	明	開	化		全	義
銘		獣		一	家	総	出		芝	生		集		代	議		流	派		産		書	名		学	才		拓		戦	国	大	名
	虚	心	平	気		集		絶		時	速		飲	用		偉		生	年	月	日		人	気	者		平	地	林		各	分
国	名		日		身		一	世	一	代		立	食		主	人	公		百		出	生		分		正	常	地	産	地	消
公		没		自	分	自	身	戦		家		物	自	体		平	均	年	齢		真	実	一	路		心	機		業		化	合
立	体	交	差		証		上	体		工	事		家		皆	無		書	面		新		以		動	物		身		名
大		渉	不	明	瞭		感	化	使		公	用	文		私	用		流		目	地		地	下	工	作		屋	外	集	会
学	会		恩		書		世		学	術	用	語		車		同		途	中	下	車		名	車		同		戦	法		無		社
	同	一	人	物		年	代	記	物		人		下		工	業	立	地		物		工		中	世	文	学		事	事	物	物
厳		対		産	休		交		質	直		無	駄	事		団		域	外		来	学	年		間		説	明		務		名	言
正	直	一	遍		学	長	代	行		面	会	人		業	間	体	操		面	見	世		下	降	気	流		白	物	家	電		動

1	2	3	4	5	6	7	8	9	10	11	12	13	14	15	16	17	18	19	20	21	22	23	24	25	26	27	28
世	生	化	同	時	工	下	集	代	心	名	家	大	車	書	国	中	気	自	用	分	身	不	外	地	物	出	明

29	30	31	32	33	34	35	36	37	38	39	40	41	42	43	44	45	46	47	48	49	50	51	52	53	54	55
動	産	面	正	日	会	体	食	流	人	戦	無	立	直	一	学	間	文	合	業	公	平	真	事	交	開	年

脳がみるみる若返る（のうがみるみるわかがえる）
1日5分（にちふんあさ）朝の脳トレ習慣スペシャル（しゅうかん）

2023年11月2日　初版発行

監修者　篠原菊紀（しのはらきくのり）　Shinohara Kikunori,2023
発行者　田村正隆

発行所　株式会社ナツメ社
　　　　東京都千代田区神田神保町1-52
　　　　ナツメ社ビル1階（〒101-0051）
　　　　電話 03(3291)1257(代表)　FAX 03(3291)5761
　　　　振替 00130-1-58661
制作　　ナツメ出版企画株式会社
　　　　東京都千代田区神田神保町1-52
　　　　ナツメ社ビル3階（〒101-0051）
　　　　電話 03(3295)3921(代表)
印刷所　広研印刷株式会社
ISBN978-4-8163-7440-1
Printed in japan

監修　篠原菊紀（しのはら きくのり）

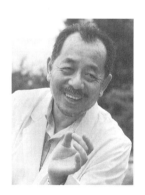

公立諏訪東京理科大学地域連携研究開発機構医療介護・健康工学部門長（応用健康科学、脳科学）。長野県茅野市出身、茅野市縄文ふるさと大使。「学習しているとき」「運動しているとき」「遊んでいるとき」など日常的な場面での脳活動を研究している。テレビ、ラジオ、書籍などの著述、解説、実験を多数務める。監修に『脳がみるみる若返る脳トレ懐かしの昭和クイズ』（小社刊）など多数。

問題作成・執筆協力／植松まり、財部智、株式会社スカイネットコーポレーション
間違い探し作成・イラスト／秋田綾子、小野寺美恵、たむらかずみ
校閲／齋藤のぞみ、藏本泰夫
写真／PIXTA
本文デザイン／井寄友香
DTP／有限会社ゼスト
編集協力／株式会社スリーシーズン（奈田和子、藤木菜生）
編集担当／ナツメ出版企画株式会社（梅津愛美）

ナツメ社Webサイト
https://www.natsume.co.jp
書籍の最新情報（正誤情報を含む）は
ナツメ社Webサイトをご覧ください。

本書に関するお問い合わせは、書名・発行日・該当ページを明記の上、下記のいずれかの方法にてお送りください。電話でのお問い合わせはお受けしておりません。
・ナツメ社web サイトの問い合わせフォーム　https://www.natsume.co.jp/contact
・FAX（03-3291-1305）
・郵送（左記、ナツメ出版企画株式会社宛て）
なお、回答までに日にちをいただく場合があります。正誤のお問い合わせ以外の書籍内容に関する解説・個別の相談は行っておりません。あらかじめご了承ください。